九种体质使用手册

（修订版）

王　琦　著

全国百佳图书出版单位

中国中医药出版社

·北　京·

图书在版编目（CIP）数据

　九种体质使用手册 / 王琦著 . -- 2 版（修订版）
. -- 北京 : 中国中医药出版社，2024.4
　ISBN 978-7-5132-8688-6

　Ⅰ . ①九… Ⅱ . ①王… Ⅲ . ①体质—关系—养生（中
医）—手册 Ⅳ . ① R212-62

　中国国家版本馆 CIP 数据核字 (2024) 第 056969 号

中国中医药出版社出版

北京经济技术开发区科创十三街 31 号院二区 8 号楼
邮政编码　100176
传真　010-64405721
山东临沂新华印刷物流集团有限责任公司印刷
各地新华书店经销

开本 787×1092　1/16　印张 12.5　字数 189 千字
2024 年 4 月第 2 版　2024 年 4 月第 1 次印刷
书号　ISBN 978-7-5132-8688-6

定价　49.00 元
网址　www.cptcm.com

服 务 热 线　010-64405510
购 书 热 线　010-89535836
维 权 打 假　010-64405753

微信服务号　zgzyycbs
微商城网址　https://kdt.im/LIdUGr
官 方 微 博　http://e.weibo.com/cptcm
天猫旗舰店网址　https://zgzyycbs.tmall.com

如有印装质量问题请与本社出版部联系（010-64405510）

再版说明

本书作者中国工程院院士、国医大师王琦是我国中医体质学的创始人。

中医体质学发展经过 40 多年的历程。王琦在继承前人的基础上，对体质现象进行系统研究，发现并证实中国人的 9 种体质类型，开发《中医体质量表》，颁布我国第一部《中医体质分类与判定》标准，形成健康状态评价方法，用以指导预防保健和医疗实践。中医体质学被列为中医学二级学科及国家中医药管理局重点学科，受到科技部国家重点研发计划、国家自然科学基金重大项目等资助，研究成果获"国家科技进步奖"二等奖 1 项，省部级一等奖 9 项，为策应个体化医学、健康医学和转化医学的朝向，做了一份十分有意义的工作。

目前，中医体质辨识已形成了广泛的社会实践。体质辨识法是唯一纳入《国家基本公共卫生服务技术规范》的中医内容，载入 19 份国务院、部委级政策文件。被全国二级以上中医院的 1734 家治未病中心、450 所高校及医院采用，仅老年人群应用 5.7 亿人次。体质辨识作为"治未病"的主要手段，在全国范围得到大面积推广应用，降低相关疾病发病率。

《九种体质使用手册》正是在这样的大背景下适时出版。该书围绕九种体质辨识与养生保健中的常见问题，旁征博引，图文并茂，既有知识传播，又有释疑解难，趣味盎然，通俗易懂，特别是对个体化养生起到了很好的指导作用，在作者与读者之间搭建了良好的互动平台。

　　我社是国家新闻出版总署规定的 53 家具备养生保健类图书出版资质的出版社之一，《九种体质使用手册》自 2012 年 2 月在我社首版发行后，得到广泛好评，先后印刷 17 次，销售量达 11 万册，产生了良好的社会效益与经济效益。为继续发挥其学术价值和社会效益，我社予以重新修订再版，并进行编校质量的严格检查，满足国民对中医体质辨识和养生保健的迫切需求。

中国中医药出版社

2023 年 12 月

导读：针对每个人的养生方案

亿万苍生，人分九种，你知道有哪九种吗？他们是：

平和体质，是精力充沛，健康乐观的那一种；
气虚体质，是气短少力，容易疲乏的那一种；
阳虚体质，是手脚发凉，身体怕冷的那一种；
阴虚体质，是手心发热，阴虚火旺的那一种；
痰湿体质，是身体肥胖，大腹便便的那一种；
湿热体质，是面色油腻，长痘长疮的那一种；
血瘀体质，是面色晦暗，脸上长斑的那一种；
气郁体质，是多愁善感，郁郁不乐的那一种；
特禀体质，是容易过敏，喷嚏流泪的那一种。
这九种体质当中，一种平和是健康的，八种偏颇是不健康的，
或者说是亚健康的，那么你是哪一种呢？

平和体质	气虚体质	阳虚体质	阴虚体质	痰湿体质
精力充沛	容易疲乏	手脚发凉	手脚心发热	身体沉重感
语音有力	声音低弱	不耐寒冷	口咽干燥	腹部肥满松软
处事乐观	喜欢安静	容易腹泻	大便干燥	额部油脂分泌多
适应力强	容易感冒	胃脘、背部或腰膝怕冷	两颧潮红或偏红	上眼睑比别人肿

湿热体质	血瘀体质	气郁体质	特禀体质
面部油腻感	面色晦暗或有褐斑	情绪低沉	容易过敏
易生痤疮	口唇颜色偏暗	精神紧张	不感冒也会打喷嚏、流鼻涕、鼻塞
口苦口臭	皮肤不知不觉出现青紫瘀斑	多愁善感	皮肤容易出现抓痕
大便黏滞	容易忘事	容易受到惊吓	起荨麻疹

看了上面的表格，现在你大概知道自己是属于哪一种体质了，然后再针对自己的体质特点，去寻求养生方法，这叫"个体化养生"。2009年3月，我在第344次香山科学会议上，发表了《未来医学的发展方向——个体化诊疗》主题演讲，其中对"个体化诊疗"的表述是：**"个体化诊疗是基于以人为本、因人制宜的思想，充分注重人的个体化差异性，进行个体医疗设计，采取优化的、有针对性的治疗干预措施，使之更具有有效性和安全性，并据此拓展到个性化养生保健，以及包括人类生命前期的生命全过程，从而实现由疾病医学向健康医学的转化。"**

世界上没有两片相同的树叶，也没有完全相同的两个人，这叫"个体的差异性"。但我们总不能把人分成一万种、一亿种吧？那还了得？我运用了一种"模块"的方法，把一些有相同之处的人聚类起来进行比较研究，使芸芸众生通过九种类型得到了再现，从而获得了一个生命框架图，它博大精深而且奇妙。

在这张图的背后，我带领团队做了全国数万例的流行病学调查，做了不同体质类型基因分析的分子生物学研究，做了不同体质的代谢组学研究，做了体质量表和判断标准。围绕上述方面的研究，我们完成了国家自然科学基金课题、国家科技支撑课题、国家重大基础研究课题，并由此而获得了"国家科技进步奖"二等奖和16个部级一、二等奖。

这些研究成果，可以帮我们了解自己生命的密码，了解自己的体质是如何形成的，了解自己的饮食嗜好，了解自己的个性心理特点，了解自己与大自然及社会环境的关系，从而读懂自己的身体，找到真正的健康源头。

现在你知道了吧，这九种体质类型的人都有自己的体质特征。不同体质特征，不仅决定了各自的形态结构、心理特征，而且决定了他们容易得哪些病。同样的道理，我们讲养生，首先要读懂自己的身体，然后根据自己的体质类型，选择怎样吃、怎样起居、怎样度过一年四季、怎样保健，这就是体质养生，也就是我提出来的个体化养生——辨清你的体质，因人施保，因人施养，你就能在生活的一点一滴中获得健康，掌握自己健康的主动权。

在这本书中，我用大量的临床案例讲述了许多故事，让大家进行对照。书中还制定了体质判定标准，你可以自己进行测试，明白你的体质类型、你现在的生命状态和你与他人的不一样，然后找到属于自己的养生保健方法。

总之，体质养生为我们今天的健康养生建立了一个可行的模式，也就是通过对个体的"体质辨识"来确定其体质属性，然后以"平和体质"为目标，对其他体质的人群通过"辨体调理"来达到健康养生的目的，实现健康维护与促进。

体质养生，即是"以人为本"，论证了健康与人的生理、心理、环境和社会等诸多因素的关系，提出整体观念、综合护理、自我保健等思想。所以说，"体质学说"及"体质辨识""体质调理"为人们寻找到了走进健康的"法门"，为中国人所推崇的"治未病"与保健养生提供了坚实的理论基础，为未病先防、已病防变、病后康复，为我们每个人的健康，找到了个性化维护与促进的途径。

体质养生是基础，是根本的养生方法，是全新的养生理念。它创立了个人健康的量化标准，是人类健康史上的一个里程碑。它已经被国人应用而形成了广泛的社会实践，纳入了《国家基本公共卫生服务技术规范》。同时，也将其推荐到国际社会。它将健康的权利与责任回归到人类自身，让我们每个人在生命的花园里快快乐乐、健健康康地拥有完美的人生。

现在，我们一起来唱体质辨识和养生保健歌吧。

体质辨识歌

平和气充精神旺，饮食睡眠便正常；

气虚疲乏常易感，懒言气短又多汗；

阳虚浑身皆畏寒，厚衣蜷缩性格安；

阴虚目唇肤便干，形瘦颧红五心烦；

痰湿型肥大腹便，身重苔厚易打鼾；

湿热面油生痤疮，口苦便黏尿亦黄；

血瘀面目唇舌暗，健忘疼痛有瘀斑；

气郁多愁易紧张，焦虑叹息气不畅；

特禀诸物易过敏，喷嚏咳喘起风团。

养生六要诀

一辨体质分九种，因人制宜各不同；

二顺四时适寒温，人与自然自相通；

三养心神调情志，精神爽朗沐春风；

四调饮食须均衡，少而清淡不肥壅；

五适运动持以恒，流水不腐筋骨松；

六慎起居讲规律，劳逸适度精力充；

把握养生六要诀，健康自在我手中。

CONTENTS

目录

第五章　痰湿体质，体胖

养生调体——让你脂消身轻 / 73

第六章　湿热体质，长痘

第七章　血瘀体质，长斑
养生调体——让你血脉通畅 / 115

第八章　气郁体质，郁闷

第九章　特禀体质，过敏
养生调体——让你笑迎春光 / 157

附录　《中医体质分类与判定》自测表 / 176

第一章　辨清体质好养生
——你了解自己的身体吗

世界上没有两片相同的树叶，也没有完全相同的两个人。不同的人，身体状况也是不同的。不同的身体状况，需要不同的养生方法，进行"个体化养生"便成了一种合理选择。在进行"个体化养生"之前，你需要了解自己的身体，辨清自己的体质！

阅读本章，有助于解决以下5个问题：

- 你要知道自己属于哪种体质
- 哪些人容易患高血压、冠心病、糖尿病
- 谢顶的人该怎么调养
- 同为感冒，为什么他好了，我还没好
- 我们怎样才能预防亚健康

◆ 体质到底是怎么一回事儿

在门诊时，我经常会遇到以下情景：

夏天，气候炎热，人们都穿着短衣短裙，可偏偏有这样一位小姑娘，进诊室后让我吃了一惊，她里里外外穿了四件衣服：内衣、毛衣、毛背心、棉外衣。进来后，她也不让我们开空调。把脉时，我的手一搭上，便觉得她的手冰凉冰凉的。

还有一次，一个小伙子刚 20 岁出头，年纪轻轻，本该有的欢声笑语没有了，本该有的阳刚之美没有了。他唉声叹气，眼神迷茫，不知所措，情绪低落，心情苦闷，甚至还有自杀的念头。

有位母亲，年过半百，退休以后本该享受悠闲安逸的日子，可她老觉得头晕、心慌，于是来找我看病。我看她面色暗淡，有瘀斑在脸上，就像钞票的水印纹似的；眼眶周围是青的，就像年轻人熬夜后出现的熊猫眼；舌是紫暗的，舌下静脉也是紫色的、增粗的。

……

类似这样的人越来越多，来找我看病的人也越来越多。你说他们有病吧，可西医检查各项指标都是正常的，但为什么他们还会出现这样那样的不舒服，这样那样的问题呢？他们这是体质出了问题，体质问题不改变，他们所感受到的不适，就不能从根本上解决。

那么分开来说，"体"是什么意思，"质"又是什么意思呢？

体，我们指的是一个人的身体、形体、个体；质，我们指的是素质、质量、性质。合在一起呢？体质可以指一个人的身体素质，还可以指一个人的形体质量，甚至可以指一个人身体所具备特殊的、与众不同的地方——体质包含了很多种含义。

我经过 30 多年的研究，将人分成了九种体质类型。

那么，这九种体质类型中的体质又是指的什么呢？这时的体质指的是：在人体生命过程中，在先天和后天因素影响下，人体形态结构、生理功能、心理状态和适应能力方面综合的、相对稳定的固有特质。

为什么是综合的？因为这是由多方面因素造成的。

为什么又是相对稳定的？因为体质在后天多种因素的影响下，是会有所改变的。

那为什么又说是固有特质呢？因为从父母精卵结合的那一刻开始，就注定了你的先天体质，先天的东西是我们不能改变的。同时呢，体质也是人类在生长、发育过程中所形成的与自然、社会环境相适应的人体个性特征。这些个体差异主要表现在结构、功能、代谢，以及对外界刺激反应等方面。

平时大家一起到野外露营，为什么有的人回来以后就感冒了，而有的人却一点事情没有？这就是因为体质不同，决定了对某些病因和疾病的反应不同。

为什么有的人感冒了很长时间，吃药都不好；而有的人感冒了不吃药，就是多喝点水，没过几天就好了？这是因为，我们体质的不同导致了生病以后疾病的发展、转变也不同。我们刚才所说的那些体质特点，都或隐或现地体现在健康和疾病过程之中。

一个人对社会和自然环境能不能适应，适应程度如何，往往表现在体质的某些特征当中。比如对待同一事件的态度，为什么有的人开朗乐观，而有的人却忧郁烦恼？为什么有的人怕冷，而有的人却怕热？为什么同一件事或同一种状况发生在不同的人身上，会出现如此不同的反应和结果呢？

这，就是体质差异造成的。

◆ 平和体质，健康

体质平和不平和，是从中医体质学的角度来说的。平和体质，顾名思义就是不偏不倚，指人体保持着一种平衡。

平和体质的人，总是精力充沛，一般累不着他。外表看上去，不胖不瘦，刚好合适；性格也比较开朗，你和他开个玩笑，没事，他也觉得很好玩，不会生气。

最重要的是，很少得病。一年基本上不去医院，也就是偶尔有个小感冒，不会因为生病影响到学习、工作、生活——这就是我们平时经常可以看到的一种正常体质类型。

世界卫生组织曾经给健康下过一个定义："健康不仅是没有疾病或不虚弱，而且是身体的、精神的健康和社会幸福的完满状态。"这里强调健康是不仅没有疾病，而且有完满的精神状态。说白了，健康就是平衡状态。如果身体挺好，但很容易生气、急躁或跟周边人都处不来，就不叫健康，不叫平和状态。归纳起来说，就是体强曰"健"，心怡曰"康"。

当人处于平和状态时，就算受到了挫折，遇到了这样那样的困难，都能够应对。身心健康，这就是平和体质。平和体质外表看起来面色很好，精力充沛，心理素质也好。这是衡量一个人是不是平和体质的标准。

平和体质，最重要的就是内心平和。只有内心平和了，身体各部分才能协调，才能健康。

◆ 气虚体质，气短

老感觉累，就是气虚了。气虚的人，属于气虚体质。气虚体质用几个简单的词语概括，就是疲乏、气短、出汗。大家一起去做什么事情，其他人都觉得不累，就他一个人身上不停地出汗，觉得上气不接下气，那他就是气虚了。

气虚，通俗地说，就是能量好像比别人低弱。比如说话没劲，低声无力。他说话时，别人都要侧着耳朵才能听清楚，说话音域很低。爬三四层楼就气喘吁吁的，但大家注意这不是哮喘病。

这类人的耐力很差，跑步只能跑个一两千米，让他坚持跑上四五千米，他会觉得受不了。而且比较容易出汗，连吃饭的时候也经常身上冒汗。除此之外，还总爱感冒，三天两头流鼻涕、打喷嚏的。甚至更严重的是，气虚会导致胃下垂、脱肛、女性子宫下垂等。

气虚的人还容易疲倦，下班回家第一时间干什么？就是躺在沙发上先猫上一小时，要不然缓不过劲来。

◆ 阳虚体质，怕冷

手足冰凉，不敢吹空调，反映到身上就是产热不够。用中医的话说，就是阳虚。这在中医体质学上，被称为"阳虚体质"。

阳虚体质的人，主要表现是怕冷、手足不温。很多小女孩或老太太来找我看病。看什么？就是怕冷，气温 37 ～ 38℃时仍穿羽绒服，羽绒服里面再穿一件小棉袄，棉袄里面再穿两件毛衣，毛衣里面再穿内衣，这是典型的阳虚体质，阳气不足了。

这样体质的人，夏天一般是穿长袖长裤，里面再穿一个背心，不能吹空调，一进空调房间里面就要拿披肩披上，遇冷就会拉肚子。阳气不够了，自然就怕冷。阳气不足，我们机体产热不足，所以就表现出冰凉、体温不够的症状。

体内产生的热能不够，因此有虚寒的表现，所以我们叫它"怕冷态"，肚子冷、膝盖冷是常事。还有一些小女孩老痛经，肚子老凉。这种体质，女性偏多。日本人把这种状态叫"怕冷症"。

◆ 阴虚体质，缺水

机体的主要成分是水，身体水分不足，在中医体质学上，被称为"阴虚体质"。

阴虚体质的人的最大特点是体型瘦，胖子不多。此外，阴虚体质的人性子比较急。做什么事情巴不得一下就做完，说话急，走路急，吃饭也急，什么都快节奏，风风火火。

阴虚就是机体内水不够了，水不够就干了，就燥了；燥了就容易起火，就像田地，要是田里老缺水，就干旱了。所以，水是我们身体滋润的根本。

这在中医里怎么讲，水属阴，火属阳，机体保持健康，就要阴阳平衡。

在《素问·生气通天论》里讲："阴平阳秘，精神乃治；阴阳离决，精气乃绝。"阴平阳秘的意思就是阴气平和，阳气固密，阴阳平和协调，保持相对平衡，身体才会健康。这是中医学用阴阳学说对人体正常生理状态的一种概括，也是对人体健康状态的一种表述。

阴虚会有一系列表现：平时老口干舌燥的，脸上老是冒火，走到哪儿都爱带一瓶水，走到哪儿第一件事就是喝水。

还有一个特点，就是水少了，自然嘴唇干、皮肤干、大便干。所以阴虚了火旺，干巴巴的，缺乏滋润。现代女性，对"以瘦为美"的审美观大加推崇，所以阴虚的不少。看到瘦体型，就让我们联想到阴虚体质。

◆ 痰湿体质，体胖

生活中经常可以见到胖人，但不知道你细细观察没有，胖人也是有区别的。有的胖人，比如篮球明星奥尼尔，胖得很帅，体型匀称、肌肉结实。但有些胖人就不一样了，肚大腰圆，胖成了病态，这在中医体质学上，属于痰湿体质。

痰湿体质，给我们的第一印象是什么？是胖乎乎的。我前段时间看到一个体型很胖的患者。我描述他的几个特点：第一，是光彩照人，脑门上油乎乎的，贴张纸油能把纸透过来，说明油脂分泌过剩；第二，肚大腰圆，有人胖肚子，有人胖胸，有人胖的是四肢，但腹形肥胖是一种导致疾病的肥胖。

除了光彩照人，肚大腰圆，还有什么？还有如雷贯耳的呼噜声。晚上打呼噜的时候，别人都不敢靠近，夫妇都不敢同床。这种人舌苔很厚，四肢也很沉重。自己拿镜子一看，舌头上糊着厚厚的一层，就像吃了饼干一样腻在舌头上。四肢重到什么程度？连抬起来都费劲。肥胖了就不运动了，然后越来越胖。这种体质就叫"痰湿体质"。

◆ 湿热体质，长痘

对于青春痘，相信我们每个人都不陌生。青春痘，顾名思义是青春的专利，可为什么有些人到了三四十岁还在长呢？这就涉及中医体质学上的另一种体质——湿热体质。

这种体质的标志之一，就是满脸长痘、口舌生疮。比如到皮肤科看病，从年轻一直长痘到四十多岁，被称为"战痘一族"。三四十岁了还长青春痘，是真的还年轻吗？

不是，绝对不是——是体内有湿热而表现在皮肤上，女孩子爱长额头两边，男孩子爱长在胡须这一边。当吃了羊肉串、水煮鱼等上火的东西后，第二天满脸都是痘；还有的长脓包，有的人除了脸上长，脖子上也长，甚至连头发里也可以摸到包。

此外，就是湿疹，那也是很难治的病。患湿疹的人，大部分属于湿热体质。湿热体质的人还容易长口疮，甚至连饭都吃不下去，刚刚治好了又犯。

◆ 血瘀体质，长斑

生活中常见有人不小心磕到身体某部位，很快起了一大块乌青，俗称

"鬼拧青"。"鬼拧青"是怎么回事？"鬼拧青"的科学解释就是皮下出血了，是这个人的体质出了问题，属于血瘀体质。

血瘀体质，就是血脉不流畅，瘀阻了。瘀就是堵，就像管道被堵了一样。堵有大堵和小堵。大堵比如心的大血管被堵了30%、40%，严重的那就得上支架了，这是大堵。我们说的血瘀体质还只是小堵，表现出许多毛细血管已经发生了瘀堵。

这些变化提醒你什么呢？提醒你血脉已经不流畅了。比如我们看到一个人脸颊有很多小血管扩张了，就像人民币的钞票一样，钞票下面有纹理，所以我们叫它钞票纹。还有上面说的"鬼拧青"，出现"鬼拧青"，实质原因是皮下出血。容易出现"鬼拧青"的人，舌下静脉一般是瘀紫的。女孩子有的脸色很灰暗，这些灰暗就相当于乌云罩住了，血瘀不畅形成暗斑。

这些都是血瘀体质容易出现的典型症状，血瘀体质容易患一些血管堵塞的病。

◆ 气郁体质，郁闷

大家都读过《红楼梦》吧，里面有个林黛玉，你看她那个抑郁的眼神、忧愁的面容、惆怅的心态，给人感觉很不阳光。从中医体质学角度来说，她属于典型的气郁体质。

气郁体质，主要表现在气不顺了，给人一种惆怅、很不阳光的印象；内心郁闷，对世间的很多事情都提不起兴趣，情绪是低落的。这就是气郁体质，是抑郁症的主发人群。

现在中国患抑郁症的人越来越多，心理承受能力差，精神压力大。比如有的男孩子有前列腺炎，这本来不是什么疑难杂症，一般是可以治好的。但他们自己在网上一查，前列腺炎治不好。坏了，自己得了前列腺炎了，以后抬不起头，这辈子完了，结果弄了一个抑郁症。

过去患抑郁症的女孩子多，现在男孩子抑郁的也不少。

◆ 特禀体质，过敏

过敏，是我们生活中常见的现象。而容易过敏的人，在中医体质学上就属于特禀体质。

为什么叫"特禀"？"特"指的是什么？就是特殊禀赋，过敏体质就是其中最常见的一种。

人们经常用春暖花开来形容春天，但有些人却特别害怕春天的到来，因为春天的花粉会使他们过敏，给他们带来很多烦恼。过敏体质的人，就有这样的烦恼，春天花粉一飘，就不停地打喷嚏、流眼泪。

过敏体质的人，从小就有一个先天性的原因，当然也有后天原因。所以，有的人一过敏就到医院去化验，如鱼过敏、虾过敏、桃过敏、小麦过敏、荞麦面过敏等，什么也不能吃。

有些东西如果不从体质角度考虑，只是防过敏原是不够的，而有些过敏原是防不了的。如有人螨虫过敏，是不是把这个屋子里的螨虫清理之后他才能进去呢？这不现实。很多过敏原是切不断的，大千世界过敏原太多，防不胜防。

如果能认识到自身是过敏体质，那么就可以去改变自己的过敏体质，而不是去阻断过敏原，这样就从根本上改变了过敏状态。

除了以上这种体质判断方法，现在还有一个《中医体质分类与判定》表（书后附有自测表），这个标准更权威、更具有指导性。大家可以按照判定表上的问题一个一个打分，打完以后算出分数，就可以判定自己属于哪种体质。这个操作非常简单、方便。

◆ 体质决定了你易患哪些病

每个人几乎都生过病，但人为什么会生病？而且在相同的环境中，为什么大家生病的类型还不同？这些问题未必每个人都思考过。前面提到了是因为体质不同，机体的反应、表现也不同。

同样，体质因素是疾病发生的重要因素。也就是说，体质的好与坏不仅决定了我们是否容易生病，还决定了机体容易发生什么疾病。人不同，体质特征也不同，这主要是因为不同个体的体质特征分别具有各自不同的遗传背景，也就是来源于父母的先天的东西是不同的；同时，在后天的各种因素影响下，人所形成的体质类型也可以不同，而这恰恰与许多特定疾病的产生有密切关系。这就是为什么这个人患了高血压，而另一个人却得了乳腺病的原因。

比如痰湿体质的人就容易患高脂血症、原发性高血压、冠心病、糖尿病；慢性前列腺炎患者的体质类型以湿热质、气郁质多见；过敏体质的人往往对风寒、花粉、油漆、鱼腥虾蟹等因素和食物很敏感，稍不注意就过敏。还有如患有系统性红斑狼疮的人，以阴虚体质最为常见。

◆ 患同样的病，他好了，我咋还没好

体质因素不但决定了患什么病，还决定了患病以后病情的变化，也就是中医经常提到的一个概念——从化。说通俗一点，"从化"就是疾病往往随体质的属性而变化。比如阳虚体质的人，患病以后通常有寒、冷的表现；阴虚体质的人，患病以后通常有火、热的表现。体质因素主导了疾病的转变，还影响了疾病的进程，这就是为什么患同一种疾病，你和他的感觉、表现是不一样的。同样，为什么大家患同一种疾病，但你好得快，而他好得就慢，这与体质强弱等个体差异有关。

生病以后，要么痊愈、康复，要么就是迁延难愈，甚至恶化。疾病的最终结局有善恶之分，这虽然与得病的轻重、治疗是否得当有关，但在相当程度上是由体质因素所决定的。个体的体质千差万别，病情的发展也因此而复杂多样。体质强壮的人，抗病能力强，一般不容易生病；即使生病，也能很快痊愈、康复。体质虚弱的人容易生病，生病以后也容易恶化，疾病迁延不愈。

所以体质和疾病密切相关，体质和健康密不可分。

◆ 体质是可以调整的

体质呢，是相对稳定，而不是绝对稳定的。

为什么？因为它来源于父母的遗传因素，当然还有年龄、性别等可以使体质表现出一定的稳定性。但这种稳定性是相对的，因为每一个人在生长壮老已的生命过程中，受环境、精神、营养、锻炼、疾病等内外环境的诸多因素影响，使体质发生了变化，从而使得体质既具有相对的稳定性，同时也有动态的可变性。所以说，体质是可以调整的。

在没有生病的情况下，知道了自己的体质类型，然后及早地采取针对性的措施，纠正或改善体质的偏颇，这样就可以最大限度地预防或延缓疾病的发生。

◆ 人与人不同，养生需要个性化

健康长寿，活到 100 岁，是人们梦寐以求的愿望。中医养生讲的是因时养生，也就是不同的时间、季节有不同的养生方法；讲因地养生，也就是地方不同、环境不同，其养生方法也不同。

最重要的一点是因人而异，因为人和人是不同的，那么养生的方法也是不同的。包括一些具体的养生原则，比如要阴阳平衡、要顺应自然的变化，以及在饮食、起居等生活方面也要调养。

其中协调平衡是核心思想，是最重要的，即当一个人身体达到平衡点的时候是最健康的。中医讲因人制宜的思想，落实到养生就是"因体施保"，"因人施养"。什么意思呢？就是根据个体差异进行养生。

世界上没有两片完全相同的树叶，也没有完全相同的两个人，因此养生也应根据不同的体质状态进行个性化保健。我们所讲的体质养生与预防就是在中医理论的指导下，针对不同个体的体质特征，通过一些合理的精神调摄、饮食调养、起居调护、形体锻炼进行养生，并重视疾病的预防，以及患病以后疾病的转变等，采取一些防治亚健康的措施。通过改善体质，强健体魄，提高人体对环境的适应能力，从而达到健康长寿、安享天年的目的。

第二章　气虚体质，气短
养生调体——让你气足神旺

　　"人活一口气"，这句话我们时常会听到，这说明了"气"对人体生命活动的重要作用。气足了我们才会生机勃勃，精神百倍，才能在生活中勇于承担，在事业上勇于进取。所以，我们一定不要让自己气虚了！

阅读本章，有助于解决以下5个问题：

● 我怎么一天到晚没精神，很影响工作

● 现在生活压力那么大，应该怎样防"猝死"

● 气虚了为什么不能多睡觉

● 能不能用穴位按摩治气虚

● 人参是上乘补品，但人参能天天吃吗

◆ 为什么说人活一口气

现代社会，随着工作、生活节奏越来越快，现代人所面临的压力也越来越大。年轻人也好，中年人也好，为了在社会上立足，为了打拼出自己的事业，可以用奋不顾身来形容。可这奋不顾身靠的是什么？是智商，是情商，更是身体。

有没有发现这样一种情况：大家都是在一个办公室，做的事也差不多，工作量也没多少区别。有的人活力十足，精力充沛，感觉总有使不完的劲。可是有的人呢？你总感觉他很累，浑身疲惫，坐在那儿不想说话，更不想动。你说他生病了吧？但他去医院看病，所有检查都挺正常。

为什么会有这样的区别呢？为什么表现得那么不同呢？这就是我们现在要讲的气虚体质，俗称"气短派"。

什么是气虚体质呢？气虚体质是由于元气不足，以疲乏、气短、自汗等为主要特征的体质类型。什么意思呢？我们先来认识一下"气"。

什么是气？对气的解释有很多，比如气就是指没有一定形状、体积，能自由散布的物质，像气体、气味；有指呼吸，像气息；可以指自然界寒暖阴晴等现象，比如气候、气温。还有我们人的精神状态，比如气节、气魄。

我们经常听到"气功"这个词，气功里的这个气指的是什么呢？这个气主要指能使人体器官发挥机能的动力。而中医认为，气是构成宇宙的最基本物质，同样气是构成人体的最基本物质。所以，气是维持人体生命活动的最基本物质。气是生命的能量，是身体的加油站。人没有了气，就好像汽车没有了油，电脑没有了电，都是一个道理。

所以，要想活出真正的健康，就不能"气短"。俗话说，人活一口气嘛。

◆ 气虚是啥样子的

人要是离开了气，生命就会终止；要是身体里的气不足了，能量不足了，就会表现出有气无力，像昏暗的灯光，让人感觉底气不足。

机体能量不足了，气不够了，会有什么样的表现呢？从形体上来看，是肌肉松软，感觉气不够用，年轻时候表现不明显，但到了中年，上楼没几层就要歇一歇，总感觉气上不来。总是不爱说话，这不是性格的原因，而是气不足，说话费劲，所以就不爱说了。好不容易说会儿吧，声音总是很小，说完话以后，你总是要问他说的是什么。

一看精神状态，总觉得不够有活力。总听他说疲倦，一会儿说胳膊累了，一会儿说腿脚累了。老出汗，经常都带着擦汗的毛巾。面色看上去也不太好，要不就偏黄，要不就偏白。眼神还不灵光，看着提不起劲来。再看看口唇，颜色很淡，吃什么都觉得盐不够，有的人吃咸菜都还觉得淡。头发也不觉得黑亮。时不时还头晕，记忆力不好，丢三落四，好忘事。

有的人大便不成形，上厕所解大便一堆堆地在便坑里，还总觉得没有解干净。或者虽然便秘吧，但大便并不是硬的，经常上厕所时间很长，有便意了还得等很长时间。小便倒没有什么特殊的，就是一般尿量多些。再看看舌头，颜色偏淡，舌体胖些，舌体边上还有牙齿印。再摸摸脉，很缓慢。

平时还怕寒，怕风，老爱感冒，别人一年四季不会感冒几次，他一个月就感冒一两次。有些女性的子宫下垂，有的肾下垂，那是气不足了，托不住了。真生病了以后还不容易好，病程总是很漫长，拖拖拉拉的。

以上这些表现都是气虚惹的祸，所以我们一定不能让自己的气虚了。要想摆脱这些不适，就要先从补气入手。

◆ 快速掌握气虚的三种表现

气虚不是大问题，但不治就会出大问题。气虚主要有以下三种表现。

第一种，气虚表现为心慌、气短。

有这样一个中年男子，57岁。看上去比实际年龄大很多，老态龙钟的。老伴陪他来看病。看什么病？没病，去医院检查没什么异常。老伴说：我家老头子经常感觉全身疲乏无力，开始没怎么注意，但因为平时爱打麻将，最近坐不住了，没打几圈麻将就不行了。

"我们以为像有些广告上说的老头子得癌症了，因为他精神也不好，懒洋洋的，浑身疲惫，脱鞋子都没有力气了。一天到晚总想躺在床上，吃饭也想在床上吃，不爱说话，说两句话也有气无力的，还总觉得心慌，怦怦的好像心要跳出来似的。睡过的床，躺过的沙发感觉湿漉漉的，老出汗。我们到处去看，却查不出病因，我们很害怕。"听他老伴这样一说，我再看看他的舌脉，舌质淡、胖，脉无力，这是典型的气虚体质。

姚某，一家外企的大区经理，50岁刚出头。他来找我，讲了他的一段奋斗史，自然也讲了他的一段辛酸史。在外企工作，晚上经常加班，一弄就到深夜。几年下来，身体哪儿吃得消。原来精神饱满、活力四射，事业蒸蒸日上。可最近老感冒，也没有什么特别的原因。只要变天，只要风大点就感冒。别人感冒就是一些呼吸道的症状，咳嗽呀，流鼻涕呀，而他总是大汗淋漓的，还两腿发软。原来开会讲话，很大的会场都不用话筒，现在讲话声音很小，多讲几句话就觉得气不够用了。这也是典型的气虚体质。

第二种，气虚表现为运化无力。

有个学校里的女孩，23岁，是原来上过我课的学生，这次来找我很有意思。别的好多女孩找我都是来减肥的，她却是来找我增肥。为什么增肥？太瘦了，饭量不小，可吃了总不见长肉。吃完东西，不管吃得多还是少，总是觉得肚子胀，吃了饭以后更胀，很不舒服。大便都是稀的，每天早上都要比计划时间起床早，因为上厕所解大便总要很长时间，等的时间也很长。看她的脸色，蜡黄蜡黄的，没有神采；再看舌头，有很明显的牙齿印记。这是典型的气虚体质。

第三种，气虚表现为夜尿频多。

何女士，36 岁，平时工作压力大，事情比较繁杂，比较操心。最近老感觉身体不太好，血压不稳定，有时在 140/90mmHg 左右，但去医院做 24 小时动态血压又没事。她老觉得头晕眼花，看东西模模糊糊的，看不清。安静的时候还耳鸣，总觉得像蝉叫。腰时不时酸软。最突出的是晚上老起夜，弄得觉都睡不好，这是典型的气虚体质。

◆ 我们的气是从哪里来的

气虚体质是在每一个年龄阶段都可以见到的体质类型。就像前面说到的那么多人，有各种各样的气虚表现。气是生命存在的必要条件，同样前面也说到了什么是气，气是怎么来的呢？气，一是来源于先天，二是来源于后天。

先天的气主要来源于父母，父母孕育了胎儿，从那时起就给了我们精气。后天之气又是哪儿来的呢？是来自我们吃的、喝的，水谷精微之气是对饮食当中的营养物质通过胃肠进行了消化吸收，所以我们才能不断长高长壮，发育成熟。

生命靠的是呼吸，通过肺不断地吸入氧气，呼出二氧化碳。所以来源于后天的气中，还有一部分是呼吸进入身体的气。我们可以试想，如果没有氧气，我们能存活吗？不能。要是没有吃的喝的，我们能存活吗？也不能。

◆ 气是身体各部位协调工作的"督导员"

在日常生活中，我们经常会听到一个说法——伤了元气。只要生了场大病，只要做了大手术，都会说伤了元气。那什么是元气呢？元气是人体中最基本的气。这个元气分布于全身，到处都离不开元气。

如果一个男人说话声音低弱，声音小得听都听不见，我们就会说他宗气不足。

血液能够运行，靠的是一股推动的力量，这股力量就是气的作用，这叫"营气"。

还有老爱感冒的人，别人一年可能就感冒一两次，而他有时候感冒才好没几天又感冒。为什么老感冒？是因为另外一个气虚了——卫气虚了。卫就是保卫、护卫的意思，大门敞开了，邪气就容易进来了。

身体里的五脏六腑在24小时内不间断地运行，靠的还有一股气，就是脏腑经络之气。这股气是推动和维持脏腑经络进行生理活动的能量，而且还可以不断地更新、充实脏腑经络并生成精微之气而贮存在脏腑里，源源不断地滋养着机体。

如果这些气都不足，便开启储藏的精气不断补充，时间久了，精气都被一点一点地耗竭了，久而久之，没病也形成了气虚体质。

◆ 这些减肥方法不可用，不然就会引病上身

前面讲了气是什么，气对人体来说有些什么作用，为什么气虚了会有这样或那样的表现，现在来具体谈一谈气虚体质是怎么形成的。

气虚体质的形成有先天不足的因素，这些先天因素主要讲天生的。什么是天生的？就是形成胚胎开始就存在的。随着年龄的增长，精气逐渐地就不足了。如果父母孕育胎儿时年纪偏大，就会使胎儿先天来源于父母的肾气不充足，为气虚体质的形成打上了一个天生的烙印。

"骨感美"是近年十分流行的一个词汇。为了获得纤瘦的效果，许多爱美的女性尝试用各种方法瘦身减肥，即使她们的体重已经达到理想标准。但因为减肥不当而引起疾病的事情也时有发生，这是形成气虚体质的一个原因。为什么这样说呢？过度节食，不吃肉和主食，只吃蔬果，是人们常用的减肥方法。短期来看，这种方法的确有效果，但长期下去就会形成气虚体质。

身体的能量主要来自脂肪、碳水化合物和蛋白质，而这些又主要来源于肉和主食。这些一点都不吃，人体蛋白质、脂肪和碳水化合物就会严重不足，

摄入的能量大大减少，进而影响身体的各部分机能。

同样的，食物吃得不够，脾胃消化吸收提供给人体能量的精微物质减少了，转化为五脏六腑的气血就不足了，如果食物结构再不对，或者热量摄入减少，就会出现气血不足，逐渐形成气虚体质。

◆ 年轻不是护身符，应该如何防猝死

现在不但疾病发病年龄年轻化，气虚体质也开始年轻化了。为什么？年轻人的压力越来越大，整天疲于奔命。气看不见摸不着，就像银行里的积蓄一样，过度疲劳就是对气的透支，就像刷信用卡，刷卡的时候可轻松了，没事，随便刷。可是刷完以后呢，就是无休止的还款。过度刷卡就会透支，账户就会被冻结。

"劳则气耗"，过度劳累就会损伤气，气是机体的能量。年轻人追求事业成功没错，可是不能持续地拼命工作，总要给自己留点休息放松的时间，就像一个发条绷紧了，时间一长，总是会断的。脑力工作也好，体力工作也好，都会伤精费神，总是有气的消耗，如果不及时补充，不能有一个合理的休息调节，不能有一个合理科学的作息时间，气的消耗就会过度。

可能有人觉得自己年轻，累点儿没关系，可为什么有的人本来还好好的，突然就生病了？为什么经常报道有人猝死的消息？猝死不是一个偶然现象，它的背后必然有原因，就是我们所说的气一点一点被消耗，甚至耗竭了。这也是形成气虚体质的一个主要方面。所以，我们不能只用身体去换事业，而应做到劳逸结合、张弛有度，这样才会健康、事业双丰收。

◆ 我睡了一天了，怎么还觉得累

日常生活中总会发现这样的现象：有的人爱困，总是无精打采的，总是觉得好像气不够用似的。为什么？

气能够变成能量，是因为气是运行着的。气能够正常运行，离不开身体的运动。造成气虚的一个重要原因就是不爱运动，所谓"久卧伤气"。长时间躺在床上不动，气的运行就会变得缓慢，营养物质到达身体各部分的速度就会减慢，所以有的人经常会说："我睡了一天了，怎么还觉得累。"

脾和人体的四肢是有联系的，长期不运动，四肢的功能有所下降，自然就会影响到脾的功能；当脾的功能受到了影响，自然就会影响到气血的生成，伤到了气。

为什么说"生命在于运动"？运动的过程也是机体和自然、外界的一个交流过程，在这个交流的过程中就会加强气的吸入、生成。而不运动，能量就减弱了，时间一长，就气虚了。所以，不能老赖在床上，要多运动。

◆ 为什么感冒老是找你

说来有意思，"感冒"一词的直接源头不在医家，却在官场。

南宋年间，馆阁（中央级学术机构）设有轮流值班制度，每晚安排一名阁员值宿。当时值班阁员开溜成风，开溜的名堂，代代阁员约定俗成，在值班登记簿上均写为"肠肚不安"。一位名叫陈鹄的大学士，硬被拉去馆阁值宿。他开溜时，偏不循例照写"肠肚不安"，却标新立异大书"感风"二字，就是指的感冒。另外，清代官员办毕公事请假休息，例称请"感冒假"。

为什么会出现"感冒假"这样一个词呢？官员在为公务操劳，日理万机，每天都在考虑国家的事情，劳累过度，导致气不足了。而气虚最常见的表现就是出现反复感冒，所以就出现了"感冒假"。

◆ 稍微活动就出汗是气虚了

白天气温不高，也没干什么重体力活，稍微动动就出汗，汗还是冷嗖嗖的。这是为什么？一方面是卫气不足了，自己身体的大门敞开了，固护的作用减弱了，机体的津液就变成汗液从肌肤里面出来了。另一方面，机体能量运行需要一个推动器，这个推动器就好比气的温煦作用，气虚了，气不足了，气的温煦功能就发挥不出来了，所以就会出现冷汗。

◆ 内脏下垂，是气虚不能固摄了

气还有一个特别重要的功能就是固摄作用。为什么人体各个器官能够在它固有的位置上，发挥着重要的生理功能？器官的位置不会随意变动，就是因为气发挥着固摄的作用。要是气虚了，自然固摄的能力就下降了，女的就会出现子宫下垂，下腹有东西要掉出来的感觉。平时就会腰酸背痛，严重时还会有尿频、小便解不干净或大便不顺畅的感觉。有人还会出现胃下垂，上腹部不舒服，饱胀；饭后会恶心、嗳气等。长期胃下垂者，常有消瘦、乏力、心悸、头痛等症状。有人还会出现肾下垂，表现为腰部酸痛、尿频、尿急、下肢浮肿、腹胀、恶心、呕吐、失眠、头晕乏力、记忆力减退等。

因此，气虚体质的人一定要注意，气虚不仅仅是气不够用了，更重要的是气虚会带来一系列严重的后果。只有把偏颇的气虚体质调整过来，才能从根本上解决问题。

◆ 气虚的人吃什么

既然气虚会给健康带来那么多问题，那出现了气虚，应该怎么调整？气虚体质的人应遵循这样的养生原则：食宜益气健脾，起居勿过劳，运动宜柔缓，情绪应乐观。

脾是气血生化之源，气主要就是靠脾不断地消化、吸收食物的水谷精微，然后转化成气的。所以气虚的人应该多吃一些具有益气健脾作用的食物，如白扁豆、蘑菇、大枣、粳米、鸡肉、牛肉、花生等。水果，可以适当吃些樱桃、葡萄。

少食具有耗气作用的食物，如空心菜、生萝卜等。

◆ 这些美食任你吃——气虚体质者的食疗经

对于气虚体质偏于心慌、气短的，可以选用芪苓粥。具体做法是：用黄芪30克，茯苓15克，大枣10克，山药30克，粳米50克，红糖适量。大枣去核，与黄芪、茯苓、山药、粳米同煮成粥，加适量红糖调味后就可以服用了。经常感冒的人也可以食用。

气虚体质偏于食欲不振的人，可食用人参莲肉汤。用料为人参10克，冰糖10克，莲子10枚。用红参或生晒参、湘莲子（去心）放入瓷碗中，加适量的水浸泡，再加入冰糖。然后将盛药碗置蒸锅中，隔水蒸1小时以上。食用时，喝汤，吃莲肉。人参捞出，留待下次再用。人参可连续使用3次，最后将人参嚼服。自汗、盗汗厉害的人也可服用。

什锦麦胚饼也常用于调理气虚体质。用料为葡萄干30克，龙眼肉、花生仁各10克，大枣10枚，麦胚粉100克，白糖（或红糖）10克。将葡萄干洗净，花生仁炒熟，大枣洗净去核后，与龙眼肉一起切碎待用。将麦胚粉用开水稍烫后，加入上述切碎的原料，糅合均匀后制成薄饼，将饼烙熟即成。此饼可在每天早饭时食用，具有非常好的补气作用，可以当零食吃。

大家可能都知道黄芪桂圆童子鸡吧，这道美食也很适合气虚体质的人。用料为公童子鸡1只，黄芪10克，桂圆50克，水发香菇20克，冬笋20克，鲜姜、醋、香油、酱油、盐、味精、料酒各适量，水淀粉少许。将鸡处理干净后，放沸水锅中煮至七成熟时捞出（鸡汤留用），剁成长方形块，姜切末。炒锅烧热，放油30克，姜末下锅后稍煸，放入料酒、酱油，添入鸡汤（没过鸡块一指为宜）。鸡块、黄芪、桂圆等下锅烧开后，改用小火慢炖，待鸡块烧烂，放入味精，勾入少许水淀粉，把醋、香油、枸杞子加入锅中调匀即可，此方可益气补虚。

◆ 调养气虚的四味果蔬

大枣：性温味甘，具有益气补血的功效，历代医家常用于气虚之人。《别录》说它能补中益气，强力。唐代食医孟诜亦云："大枣补不足气，煮食补肠胃，肥中益气第一。"所以，气虚体质的人宜大枣煨烂服食。

樱桃：性温味甘，既能补气补血，又能补脾补肾。《滇南本草》中记载："樱桃治一切虚证，能大补元气。"

葡萄：性平味甘酸，是一种补气血果品，除有益气作用外，古代医药文献中还认为葡萄有健脾胃、益肝肾、强筋骨的作用。如《本经》说它"益气倍力"。《滇南本草》认为葡萄"大补气血"。《随息居饮食谱》亦记载："补气，滋肾液，益肝阴，强筋骨。"

花生：性平味甘，《滇南本草图说》中称花生补中益气。不仅如此，花生还有补脾和补肺的作用，以水煮花生食用为妥。

◆ 怎样预防"居室病"

气虚体质的人，机体内的气不足了，能量也不够了。因此，出现了不耐寒冷，冬天特别难熬；怕风，春天不好过；还怕暑热，夏天不舒服。

随着人们物质生活水平的日益提高，各种调节居室气候的电器产品，如空调、加湿器等已越来越多地进入寻常百姓家，居室气候已变得越来越舒适，越来越不受自然气候的制约。但和自然气候相比，居室气候只能算是一种"微气候"。

人的活动还必须在自然气候下进行，而出入居室类似于出入不同的"气候带"，人的身体常常不能完全适应这样的"气候变化"，于是就出现了各种各样的"居室病"，感冒也就经常发生了。所以气虚体质的人不能老觉得自己有气无力，生病了，天天待在室内，天天做"宅女宅男"，时间久了，必然就更不适应自然气候的变化。

气虚体质的人起居一定要有规律，应该早起，白天太阳升起的时候也是阳气生发的时候，应该伴随着阳气的生发来补充我们的气。

这个时候就应该顺应自然，借此到户外活动，吸收自然界中的清气，补充气的不足。夏季午间应适当休息，保持充足的睡眠。适当睡眠是保持住气的一个重要方法。

◆ 气虚体质的人，怎样度过酷暑

中医认为，脾喜燥恶湿，湿重困脾，就会使脾生化气血无力。长夏暑湿季节时，湿气最重，气虚体质的人最怕过长夏。因此，在避免烈日炽热之时，要注意加强防护。夏季不宜过于贪凉，不要让室内外温度相差太大，老幼等体弱之人慎用凉水淋浴。

长昼酷暑是长夏的主要气候特点，人体也应该适应自然界的规律，晚睡早起。睡眠时间建议为晚上 22：00 ～ 23：00 入睡，早上 5：30 ～ 6：30 起床。由于夜间睡眠时间缩短，夏日午睡不仅可在短时间内提升人们的"精气神"，提高下午的工作效率，而且还能够改善脑部供血，增强体力，提高机体的防护能力。有资料表明，夏季适当地睡午觉，可大大减少脑血管疾病的发病率。夏季午睡的时间一般以 30 分钟至 1 小时为宜。

◆ 气虚体质的人，冬天要保"三暖"

气虚体质的人，冬季要保三暖——头暖、背暖和脚暖。

头部暴露，易受寒冷刺激，使血管收缩，头部肌肉会紧张，易引起头痛、感冒。寒冷的刺激还可通过背部的穴位影响局部肌肉或传入内脏，危害健康。

除了引起腰酸背痛外，背部受凉还可通过颈椎、腰椎影响上下肢肌肉及关节、内脏引发各种不适。一旦脚部受寒，可反射性地引起上呼吸道黏膜内的毛细血管收缩，纤毛摆动减慢，抵抗力下降，引起上呼吸道染，发生感冒。冬季作息时间应"早睡晚起"，起床的时间最好在太阳出来之后，就能躲避严寒，求其温暖。

◆ 让你神旺气足——柔缓锻炼法

气虚体质的人，本身机体能量就不充足，气就不够用，所以和阳虚体质的人一样，不能选择剧烈的运动。可选用一些比较柔缓的传统健身功法，例如太极拳、太极剑、八段锦等运动就非常适合。气功的调息方法，有利于养气、补气，改善呼吸功能，气虚体质偏于心慌、气短的人可以选用。

舞蹈、五禽戏等运动，适合气虚体质偏于运化不好的人。运动量以开始运动时较小，以后逐渐加大为原则。

总的来说，气虚体质的人因为体能偏低，所以机体的基础代谢也偏低，过于劳累以后容易耗气，因而在运动时很容易疲劳、出汗，甚至气喘。因此，不宜进行强体力运动，注意"形劳而不倦"，选择适当的运动量，循序渐进，持之以恒。

如果运动量及强度过高过大，超过机体适应能力，非但不能提高其功能，反而会引起运动性疾病或损伤的发生。因此，气虚体质的人不应做跑步机一类的活动，可以坚持中等偏低运动强度为主的运动方式。可在机体完全适应原有运动量的基础上，适当延长运动时间来增加运动量，但增加的量一定要适可而止。

从现代运动生理的角度分析，气虚体质人的脏腑功能状态低下主要是心肺功能不足，慢跑、健步走等也是有效加强心肺功能的锻炼方法，可适当选用。不管进行哪一种运动锻炼，气虚体质的人都要适可而止，只能微微见汗，不宜汗出过多。

总之，对于气虚体质的人来说，一定要选用柔缓的运动项目进行锻炼，这样才会增气，而不是伤气。

◆ 美体又保健——补气健身操

1. 屈肘上举：端坐，两腿自然分开，双手屈肘时侧举，以两胁部感觉有所牵动为度，随即复原，可连做 10 次。

2. 抛空：端坐，左臂自然屈肘置于腿上，右臂屈肘手掌向上，做抛物动作 3 ～ 5 次；然后，右臂放于腿上，左手做抛空动作，与右手动作相同，每日可做 5 遍。

3. 荡腿：端坐，两腿自然下垂。先慢慢左右转动身体 3 次，然后两腿悬空，前后摆动 10 余次。本动作可以活动腰膝，具有益肾强腰的功效。

4. 摩腰：端坐，宽衣，将腰带松开，双手相搓，以略觉发热为度；再将双手置于腰间，上下搓摩腰部，直至腰部感觉发热为止。

◆ 气虚体质的人不宜过思和过悲

气虚体质的人一般性格都是内向的，胆子小，不喜欢冒险。

所以，气虚体质的人一定要培养自己豁达乐观的生活态度，不断地给自己加油鼓劲，增强自信心，可以把自己的精神寄托在感兴趣的事情上，到户外大自然中去感受生活。比如通过摄影，赏心悦目，记录人生旅程，表达美好思绪，陶冶情操。

"劳则气耗"，气虚体质的人不可以过度劳力劳神。在工作繁忙之余，要学会放松，学会用点滴休息时间小憩一会儿，使身体的能量及时得到补充。同时还要避免过度紧张，保持一个稳定平和的心态。也不能过度思虑，"思伤脾"，因为脾是生化气血的，一方面思虑过度会使气不畅，另一方面过度思虑又会伤脾。

肺主呼吸之气，而"悲伤肺"，悲伤就会伤肺，会导致气不足。平时你悲伤的时候，是不是会觉得有气无力呢？气虚体质的人不宜过思和过悲，我们一定要调整好自己的情绪和心态，乐观面对生活，用一颗感恩的心来对待生活，就会很快乐。

◆ 两大穴位补你元气

气虚体质的人，也可以采用穴位按摩法进行补气。具有补气作用的穴位有气海、关元、足三里、膻中、神阙、阴谷、肾俞、脾俞等，自行按摩这些穴位可以补养元气，改善气虚体质。最常用的穴位是气海、关元这两个穴位（图2-1）。

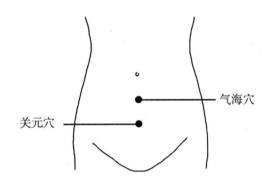

关元穴　　气海穴

图 2-1　气海穴、关元穴

气海穴是肓之原，即任脉的原穴，是人体元气汇聚之处；主治人体各种气病，是强壮补虚的要穴，具有培补元气、益肾固精、补益回阳、延年益寿的功效。气，气态物也。海，大也。气海名，意指任脉水气在此吸热后气化胀散。本穴物质为石门穴传来的弱小水气至本穴后，水气吸热胀散而化为充盛的天部之气，本穴如同气之海洋，故名气海。气海穴位于腹正中线脐下 1.5 寸，取穴时可采用仰卧的姿势，该穴位于人体的下腹部，直线连接肚脐与耻骨上方，将其分为十等分，从肚脐 3/10 的位置，即为此穴。我们每天可以用掌根着力于穴位，做轻柔缓和的环旋活动，每穴按揉 2～3 分钟，每天操作 1～2 次；还可采用艾条温和灸，增加温阳益气的作用。点燃艾条或借助温灸盒，对穴位进行温灸，每次 10 分钟。温和灸可每周操作 1 次，或每在节气转换日艾灸 1 次。

关元穴是小肠的募穴，小肠之气结聚此穴并经此穴输转至皮部。它为先天之气海，是养生吐纳、吸气凝神的地方，为人身元阴元阳交关之处，具有培元固本、补益下焦的功效，凡元气亏损者均可使用。关元位于下腹部，前正中线上。取穴时，可采用仰卧姿势，从脐到耻骨上方画一直线，将此线五等分，从脐往下 3/5 处，即是此穴。我们每天可用双手交叉重叠，掌根着力于穴位，稍加用力进行快速小幅度的上下推动。操作时不宜用力过度，局部稍感酸麻胀感即可；也可采用艾条温和灸，增加温阳益气的作用。点燃艾条或借助温灸盒，对穴位进行温灸，每次 10 分钟。温和灸可每周操作 1 次，或每在节气转换日艾灸 1 次。

◆ 补气常用黄芪与山药

黄芪，是中医常用的补气中药，是民间常用的补气食品。不少医书都称黄芪补一身之气。《本草求真》认为，黄芪为补气诸药之最，有"耆"之称，气虚体质偏于气短的人最为适合。有些人一遇天气变化就容易感冒，可以称为"表虚不固"，可用黄芪来固表，常服黄芪可以避免经常性的感冒。黄芪常与党参或太子参或人参同服，则补气之力更佳，气虚体质的人食之更宜。

山药，是经常见到的一种食物，补脾气的作用特别好。山药里含有淀粉酶、多酚氧化酶等物质，有利于脾胃的消化吸收，是一味平补脾胃的药食两用之品。气虚体质偏于运化不良的人，就可以适当吃一些山药。如用土鸡炖山药煨汤喝，即鲜山药 1000 克，鲜鸡块 1000 克炖服。山药半炒半生，既补脾气又益脾阴，所以用干山药一半炒熟，一半生用，研为细末，每次 20 克，加适量白糖食用。

◆ 人参的作用到底有多大

人参性温，味甘微苦，为中医最常用的补气中药，它能大补元气，《药性论》中说它"补五脏气不足"。人参又叫百草之王，因为人参的全貌颇似人的头、手、足和四肢，所以取名人参。

关于人参的传说，最早见于《春秋运斗枢》的记载。南北朝时，已把人参和治病联系起来。《梁书》（卷五十一）记载："陈留孝子阮孝绪，因母病到钟山采参，鹿引获此草，服之遂愈。"《太平御览》（卷九百九十一）亦载隋文帝时，"上党有人宅后每夜有人呼声，求之不得。去宅一里，但一人参枝首，掘之入地五尺，得人参一，如人体状，去之，后呼声遂绝"。

近代大量人参传说流传在东北长白山地区，或者用人参来命名电影电视的名字，形成了一些传说故事，比如《人参姑娘》《童子参》等。

人参对于气虚体质的人，不管是偏于心慌、气短、食欲不振，还是疲乏无力的都可以适量选用。将气补足了，我们的身体才能焕发出勃勃生机。

◆ 人参应该怎么吃

第一种方法是炖服。把人参切成3厘米薄片，放入瓷碗内，加满水，密封碗口，放置于锅内蒸炖3小时后就可以服用了。

第二种方法是嚼食。以2片人参含于口中细嚼，这是最简单的服用方法。

第三种方法是磨成粉吞服。将人参磨成细粉，每天吞服，用量视个人体质而定，一般每次2克。

第四种方法是冲茶。把人参切成薄片，放在碗内或杯中，用开水冲泡，闷盖5分钟后即可服用。

第五种方法是人参泡酒。将整支人参切成薄片装入瓶内50度以上的白酒中浸泡，每日适量服用。

此外，还可以用人参炖煮食品。用人参和瘦肉或鸡在一起烹炖，滋补强身。

◆ 使用人参时，应注意哪些问题

人参是贵重药材，在用人参的时候一定要充分发挥它的功效。所以吃人参后不能吃萝卜，一个补气，一个破气，正好抵消了。

吃人参后不可饮茶，否则人参的作用会受损。

无论怎么吃人参，都不能用五金炊具。

人参的保存也有一定方法。人参因含有较多的糖类、黏液质和挥发油等，所以容易出现受潮、泛油、发霉、变色、虫蛀等变质现象。对于已经干透的参，可用塑料袋密封以隔绝空气，置阴凉处保存。没有干透的，可在密闭的缸、筒、盒的底部放适量的干燥剂，如生石灰、木炭等，再将人参用纸包好放入，加盖密闭。

还有一种比较理想的方法，就是晾晒人参。在太阳光下自然晾晒，然后用塑料袋包好扎紧袋口，置于冰箱冷冻室里，就能保存较长时间。

◆ 人参应该天天吃吗

人参是补气的上品，随着人们生活水平的提高和经济条件的改善，有的人并不气虚，年纪轻轻的，也会花些钱吃点人参或人参制品；有的人四季在保温杯里泡人参当茶饮，不是气虚的人如果长期服用人参，甚至会鼻出血。这都属于滥服人参。

滥用人参会带来不良后果。多数人服用人参后出现兴奋效应，如易醒、失眠、神经衰弱、震颤、高血压等中枢神经兴奋和激动症状；少部分人表现为食欲减退、低血压、皮疹、咽喉刺激感、晨间腹泻、水肿、性情抑郁和月经失调等；个别患者发生人格解体和精神错乱。

因长期服用人参而产生的这些症状，被称为"人参滥用综合征"。所以，服用人参要因人而异，不可滥用和长期服用。

◆ 反复感冒者的良药——玉屏风散

一个有名的方子，叫"玉屏风散"，是以黄芪、白术、防风三味药组成的。方名玉屏风散，是说功效犹如防御外来之风的屏障，珍贵如玉，需煮散服用或用玉屏风散煮粥服食。

三味药中的主药是黄芪，主要用于反复感冒。《医学衷中参西录》中记载张锡纯用黄芪红枣汤（黄芪30克，红枣10枚，煎汤，每日服2次）治疗沧州一女。该女年20余，胸胁满闷，心悸，动则自汗，家中适有预购黄芪一包，遂煎服，服后果愈。

玉屏风散粥的用量为黄芪150克，白术60克，防风50克（注：三味药各为100日量），小米50克（一日量）。

其制作流程：

将黄芪、白术、防风用烤箱烤干，但不可烤焦。

将烤干的三味药材用果汁机打碎，充分混合，保存在有盖的干燥瓶子内。

在锅中放入以冷水清洗的小米及800毫升的水，用大火煮沸后，再以小火煮20分钟。注意不要溢出或烧焦，有时要打开盖子稍微搅拌一下。

再一次用强火煮3分钟，然后关掉火，加入打碎的粉末2.5克，充分混合，盖上盖子，蒸5分钟后便可食用。注意：为了改善虚弱的体质，进入九月后便开始服用100天；进入三月份时，再持续服用100天，每天1次。

◆ 让气虚慢慢改变——便宜有效的五种中成药

调理气虚，也可选用市面上一些常见的中成药。

像上面讲到的玉屏风散中成药，可用于经常无力、说话声音低微、经常感冒或出汗的人。

有内脏下垂或肛门下坠感的人，适合用补中益气丸。

消化不好，容易腹胀的人；或吃得不少，就是长不胖的人，都可选用参苓白术散或六君子丸。

经常用脑过度，耗伤气血，引起气虚的人，可以用归脾丸。

✚ 王琦教授门诊堂

病例1：林老太太，60多岁。最近老感觉身体不好，很虚，多走点路就上不来气。家住在四楼，每上一层楼总要歇歇。不爱说话，只要周围的人说话说多了，老太太听着就心烦，把家里人上上下下弄得都围着她转。所以，老太太的女儿看了我在电视台做的节目后，觉得和我讲的气虚体质有些相似，便带着老太太来到了我的门诊。

分析解答：老太太这是典型的气虚体质。患病时间久了以后，本来就会耗伤机体的气，久而久之就会形成气虚体质。气本来就不足，所以就不爱说话。

气不足，就会出现走路多点就觉得气不够用的状况，上楼也总要歇一歇。这个时候我们可以用黄芪和灵芝煮水喝。

病例2：有个小女孩，5岁，她妈妈带着她来找我。小女孩经常感冒，一个月就得有一次，感冒了也不会很快就好。平时总不爱动，也不爱说话，身体瘦弱，胃口不怎么好。父母经常给她买营养粉、维他命奶吃，可还是老样子，于是就来找我调体。

分析解答：这种情况也是典型的气虚体质。气虚了，卫气不能很好地发挥固护作用，身体的大门老敞开着，所以一受点风、受点寒，就马上感冒了。脾气虚了，运化无力，就不爱动了。还有，消化吸收的功能也不好了，所以吃什么补什么也没用，这个时候可以吃点玉屏风散和参苓白术散。

病例3：林先生，46 岁，平时总觉得自己浑身无力，头晕目眩，坐下就不想动了，还爱犯困，晚上老起夜小便，到医院进行全面体检，也没查出什么，所以就来找我了。

分析解答：这种也是典型的气虚体质。由于气不上达，出现头晕耳鸣；气化功能也不好了，晚上老上厕所解小便。这种情况可以经常吃点山药粥。

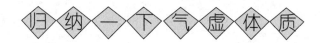

【定义】由于元气不足，以疲乏、气短、自汗等气虚表现为主要特征的一种体质类型。

【成因】先天禀赋不足，后天失养。如孕育时父母体弱，或早产，或人工喂养不当，或偏食、厌食，或病后气亏、年老气衰等。

【体质特征】

形体特征：肌肉松软不实。

常见表现：平素语言低怯，气短懒言，容易疲乏，精神不振，易出汗，舌淡红，舌边有齿痕，脉象弱。

其他表现：面色偏黄或㿠白，目光少神，口淡，唇色少华，毛发不华，头晕，健忘；大便正常，或有便秘但不结硬，或大便不成形、便后仍觉未尽；小便正常或偏多。

心理特征：性格内向，不喜欢冒险。

发病倾向：易患感冒等病；病后康复缓慢。

对外界环境适应能力：不耐风、寒、暑、湿邪。

第三章　阳虚体质，怕冷
养生调体——让你阳气长旺

只要留心观察，我们在生活中不难发现这样的人，炎炎夏日，别人穿着短衣短裙，吹空调，喝冷饮，而他们却浑身发冷，穿着厚厚的衣服还不觉得暖和，一吹空调就拉肚子。他们何以会这样呢？

阅读本章，有助于解决以下5个问题：　　　　　　　　　　　　　　　　　<<<

- 我为什么那么怕冷，连空调都不敢吹
- 白脸丽人很漂亮，是不是脸白了就一定好
- 坐月子的产妇应该怎样保养
- 为什么说"人老脚先老，养生先养脚"
- 有没有不用吃药就可以提升阳气的方法

◆ 体内生发阳气的"小太阳"为什么缺少光和热了

说到养阳，就必须提到阳虚。我们所说的阳虚体质，指的就是由于阳气不足，失于温煦，以形寒肢冷等虚寒现象为主要特征的体质类型。什么意思呢？就是体内的小太阳缺少光和热了。

大家都知道，万物生长靠太阳，太阳给予了生命，给予了能量。太阳所产生的能量，以辐射的方式不断地向宇宙空间发射，所以太阳才成为地球上光和热的主要来源。太阳每时每刻都在向地球传送着光和热，有了太阳光，地球上的植物才能进行光合作用。

植物的叶子大多数是绿色的，因为它们含有叶绿素。叶绿素只有利用太阳光的能量，才能合成种种物质，这个过程就叫光合作用。同样的，我们的机体要是没有了阳气，就像地球没有了太阳一样。机体失于温煦，体内产能不足，热不够了。

《素问·生气通天论》里说："阳气者，若天与日，失其所，则折寿而不彰；故天运当以日光明，是故阳因而上卫外者也。"古人把阳气比作天空与太阳的关系，如果天空没有太阳，那么大地就是黑暗不明的，万物也不能生长。所以天地的运行，必须要有太阳。

同样道理，人身的阳气，要调和才能发挥它的防护功能，不然就会招致病邪侵入。《素问·生气通天论》里还谈到"阴者藏精而起亟也，阳者卫外而为固也"，就是指人体抵御外邪的能力靠的就是阳气。以发挥这一功能为主的阳气，在中医里又叫"卫阳"。卫就是卫兵、保卫的意思。阳气好比人体的卫兵，它们分布在肌肤表层，负责抵制一切外邪，保卫人体的安全。所以阳气为一身之根本，养阳也是养生保健的根本。

◆ 卫阳不足，身体虚寒的三个故事

卫阳不足，主要表现为身体怕冷、怕风、四肢怕冷，甚至腰背怕冷等一系列寒的现象。

我诊断过一位女同志，今年 65 岁，身体各方面都还不错，每年到医院体检也没什么不好的，各项指标都挺正常。但就是全身怕冷得厉害，厉害到什么程度？夏天的时候，人们穿短袖，穿裙子，穿短裤，她穿什么？穿了七件衣服，从内到外有秋衣两件、毛背心一件、毛衣两件、外衣一件、羽绒服一件，脚上还穿着棉鞋、棉袜。还怕风，怕吹空调，裹得严严实实的。

还有一位女干部，今年 46 岁。在事业上如鱼得水，生活也很幸福，安逸。可她一直都很苦恼，为什么呢？因为她手脚怕冷，一年四季手脚总是冷冰冰的，不能摸凉水。作为干部的她，总是有很多应酬、礼节。伸出手来和别人一握手，都让人不敢相信她的手是如此的冰冷，这样就弄得她缩手缩脚的。为此她非常苦恼。

一位公安干警，当年重点大学毕业后，又上了研究生。现在 30 岁出头，本应该是事业的发展期，正是干事业的时候。但身体老觉得不舒服，比如晚上执勤或是办案，肩部那个地方老怕冷，怕吹风。一吹风就受寒，晚上肩部就酸痛难忍，人就像掉在冰窟里。对他的工作，乃至生活都造成了很大的影响。

这些都是典型的阳虚体质，主要表现在阳气卫外功能不足，也就是卫阳不足。

◆ 一吃凉东西就腹泻也是阳虚的问题

有些阳虚体质的人，胃部怕冷，不能吃寒凉的东西，一吃就腹泻。

有位 53 岁的王女士，从记事开始到现在，几十年如一日，从来都不敢吃凉的东西，也许这位王女士到现在都还不知道凉菜是啥滋味，还是小女孩时，她就羡慕别的小女孩能吃冰激凌。她的胃部老是怕冷，更别说吃寒冷的东西，一吃寒冷的东西马上就拉肚子。她还不能吸凉气，打开冰箱门马上就觉得胃部不舒服。所以现在生活几十年了，基本上都是父母、丈夫在做饭，在开冰箱拿东西。

还有位 76 岁的女老师，原来是研究院搞科研的，很精神的一位老人。家庭条件一直都很好，但就是不能吃水果，特别是西瓜。不是她不想吃，而是一吃马上就拉肚子，多少年了，现在已经忘记了水果是啥味道。

◆ 生殖器怕冷，小肚子一吹风就疼，也是阳虚

有些阳虚体质，主要表现在腰部怕冷、屁股怕冷、生殖器怕冷等。还有就是小肚子一吹风，马上疼痛不舒服。

有位刚生产不久的年轻妈妈，今年 26 岁，喜得贵子，一家人都其乐融融的，很开心。但生产以后，在月子里不注意吹到冷风了，现在是什么情况？腰部、屁股怕冷得厉害，不能直接坐在板凳上，所以走到哪儿都得带个棉垫，要是哪天不注意直接坐在板凳上，马上腰部、屁股就痛得厉害。

严某，男，51 岁，正处在男性更年期阶段。平时身体还不错，年轻的时候是足球运动员。他长期以来双足、双膝、双肩凉，怕冷得厉害。冬天的时候，在室内有暖气，但仍然要穿棉袜、棉鞋，膝盖冷得好像不是自己的。

◆ 白脸丽人可能是阳虚体质

我们经常说白脸丽人，脸白了好看，但如果不是健康的白可不行。阳虚的人脸色一般都比其他人偏白些，眼睛、眼泡看上去晦暗，口唇颜色是淡的，不红润，头发大把大把地掉，经常出汗，汗出得比一般人多，大便大都是稀

的，小便颜色清、量多。我们还可以看到这种体质类型的人肌肉比较松软，软绵绵的，性格偏沉静、内向，不爱动，不爱说话。平时最主要的表现就是怕冷，手脚冰凉，喜欢过夏天，不喜欢过冬天。喜欢吃热的东西，不能吃寒凉的。精神状态不怎么好，懒洋洋的，爱睡觉，别人睡 6 个小时就恢复精神了，他得睡 8 个小时才行。还有就是舌淡胖，边上还有齿痕，舌苔比较润。

为什么会有这些表现呢？主要是由于机体阳气不足，机体失去阳气的温暖，阳气虚了，神气也不足了，所以就精神不振、睡眠偏多；阳气亏虚，肌肤毛孔老开放，就出现了掉头发，容易出汗；阳气可以温暖机体，还可以促进水液代谢，有了气的运行，水才可能流动。机体阳气不足，就没有力气进行水液代谢，所以大便老是稀的，小便又清又长。阳气虚了，没有力量鼓动机体生发代谢，所以在舌象、脉象上就有一些相应的表现。阳气虚，体内的水湿就化不了，就有口淡，吃什么都没有味道，不爱喝水也不口渴；阳虚了，机体内就有寒，就是喜欢吃热的，不能吃凉的。

◆ 年轻人朝气蓬勃，怎么也会阳虚

机体能保持健康的状态，在中医里讲的就是阴阳平衡，阳虚了自然阴就盛。阳虚的人，在性格上沉静、内向，发病大部分都是偏寒，生病后也容易转化为寒的病证。阳虚，机体不能化热了，就容易感受寒湿之气，也就容易得关节疼痛啊，腹泻啊。

年轻人经常喝冰冻饮品、经常熬夜、冬天不穿袜子等一些不良行为，都会导致阳气损伤。冰镇饮品最易损耗人体的阳气，在中医里寒属阴，阴盛则伤阳。随着生命活动的进程，阳气会逐渐减少。

熬夜不但伤阴，更伤阳。自然界有生长收藏，人体有气机的升降浮沉，晚上是阳气收敛的时候，若不休息，阳气不潜入阴气去修复，便会被消耗。阳气好比天上的太阳，阳气衰减就是生命力的衰减，生命质量也越来越差。久而久之，形成一种阳虚体质。

现在生活越来越好，生活质量越来越高，我们的小孩想吃什么，父母马上就买。经常吃一些油炸快餐食品，还有甜黏腻的食物，吃多了，湿热蕴结，脸上开始长疙瘩，长青春痘，为了漂亮、美丽，又到医院里去看青春痘，结果大量的清热解毒药蜂拥而上。清热解毒药多是苦寒的，最容易损伤我们的脾胃，时间久了，自然脾阳受损，变成了阳虚体质。

◆ 保护好我们的脚——防止寒从脚生

南方人都有一个习惯，就是不管春夏秋冬，都喜欢穿拖鞋，甚至冬天不穿袜子。当今社会多元化，交通便利，很多南方人离开了自小生活的地方，到北方求学、工作、生活，但是十几年甚至几十年的生活习惯却未曾改变，冬天还会打着赤脚。俗话说得好，寒从脚下起，此时寒气极易从脚底进入人体，损伤人体的阳气。如果不注意改变这种习惯，时间长了，也会形成阳虚体质。

在北方生活的南方人，护脚很重要。护好了脚，就护住了健康。

◆ 坐月子，产妇不能贪凉

产妇生孩子后，本该开始为期1个月的民间所谓"坐月子"。在坐月子期间，民间是比较讲究的，主要是照顾好产妇与婴儿的身体，怕闹出月子病来。

产妇要比平时多加衣服，前额要用帕子遮住，怕受风。坐月子期间，吃食要有节制，尤其是不能吃太饱，饱了会伤脾胃。坐月子期间，产妇尽量少说话，说多了怕弄成舌疾；产妇尽量少干活，干多了弄成劳疾；不要用冷水洗手，怕损坏关节。

随着气候与居住环境的温度、湿度的变化，产妇穿着的服装与室内使用的电器设备应做好适当调整，室内温度为 25 ~ 26℃，湿度为 50% ~ 60%，穿着长袖、长裤、袜子，避免着凉、感冒，或者使关节受到风、寒、湿的入侵。

随着社会发展，人们越来越淡化坐月子一说。很多妇女在坐月子期间不注意保暖，导致寒气进入机体，加之生产后气血本来就亏虚，寒邪更易入侵，便成为之后形成阳虚体质的一个诱因。

◆ 是什么造成了阳气虚

前面已经讲到阳虚体质有些什么表现，那为什么会形成阳虚体质？还有阳虚体质的人容易患什么疾病？阳虚体质的人，往往都是因体内阳气不足才造成的。

为什么会阳气不足？有一部分是因为先天禀赋不足，比如父母年老体衰，到了晚年才得子；或者是由于母亲怀孕时调养不当，所以导致阳气不足了。还有什么情况会造成阳气不足呢？比如后天失调，孩子生下来以后喂养不当，导致营养缺乏；中年以后，因为家庭、工作奔波劳累，影响了脏腑的功能；或者房事过于频繁，到年老以后慢慢地伤及肾气。所以，阳虚了总有这样那样的不舒服。

阳虚体质容易患哪些疾病呢？

有的人阳气虚，主要表现在怕冷得厉害，久而久之，老关节痛、咳嗽、腹泻。阳气虚，阳气的抵御能力不足，中医讲的风、寒、湿气侵袭了机体，三种所谓的邪气就合在一起，变成了"痹"，就是关节僵硬不舒服。不通则痛，关节也开始疼痛了。

都知道哮喘这个病吧，中医认为受寒是哮喘发作的一个重要原因。机体阳气虚了，抵抗能力下降了，稍一遇寒，就发病了。

阳虚还有一种重要表现在消化系统。脾胃是人体的消化器官，吃了东西以后，主要就是靠脾胃的消化功能，人体才能吸取食物里面的精华，也就是营养成分。机体吸收了营养成分以后，就会将这些营养成分散布到或者说供应到其他脏腑，这样人体才能保持健康的状态。阳气不足，脾胃受寒，消化功能差了，吃了东西以后就不能很好地吸收食物里的营养物质，吸收消化不了，就发生泄泻了。机体阳气虚了，就没有能量推动水液的运行，这些水液

41

在体内滞留会引起水肿。

阳虚体质的人，免疫功能低下，就是抵抗力低，平时容易感冒，别人感冒几天就好了，但阳虚体质的人感冒十天半月都不好。而且，阳虚体质产热不足，会引起血管收缩，循环受阻，大脑长期供血不足，易导致脑功能减退；阳虚体质还会使生殖系统功能减退。

阳虚体质的人，不能吃寒凉之物，不能吃各种冷饮，不能吃各种生冷瓜果。难道阳虚体质的人，一辈子就不能吃这些美食吗？所以，我们才提出养生要从体质抓起，只有改善了体质，才能从根子上治好阳虚。体质状态是根本，就像种树时的土壤一样，只有土壤得到改善，树木才能枝繁叶茂，所以说改善体质是根本。

◆ 助阳有佳品，生姜就是"还魂汤"

通过上面的讲解分析，我们对阳虚体质有了一定的了解。那么，阳虚体质应该怎么改善呢？总的来说，阳虚体质的人，食要温阳忌寒凉，起居要保暖，运动要避风寒。

俗话说男人不可百日无姜，我们在遭受冰雪、水湿、寒冷侵袭之后，马上会喝一碗姜汤，这是为什么呢？这是因为生姜可以温阳，促进血液运行，驱散寒邪。

中医讲生姜是助阳之品，宋代诗人苏轼在《东坡杂记》中记述杭州钱塘净慈寺80多岁的老和尚，面色童相，这是为什么呢？是因为"自言服生姜40年，故不老云"。说的意思就是，生姜温阳作用明显，经常吃姜，有益于养生保健。还有白娘子盗仙草救许仙传说，此仙草就是生姜芽。生姜还有个别名叫"还魂草"，而姜汤也叫"还魂汤"。

医家和民谚称"家备小姜，小病不慌"，还有"冬吃萝卜夏吃姜，不劳医生开药方"，也正是这个道理。那怎样吃生姜呢？我们可以在做菜的时候放姜，还可以口嚼生姜，甚至还可以把生姜切片以后放在肚脐上。

阳虚体质的人，还可适当多吃以温补脾肾阳气为主的食物。常用的食物可选羊肉、童子鸡、虾、韭菜、生姜、糯米、桂圆、栗子、荔枝、桂皮等，平时应少食生冷黏腻的东西，即便是盛夏也不要过食寒凉之品，比如冰水、冰激凌、冰西瓜等。

◆ 如何用当归生姜羊肉汤补阳气

对于阳气不足的人，可用当归生姜羊肉汤。这是在《金匮要略》中记载的，由汉代医圣张仲景创制，具有温中散寒的作用，可以温暖机体，补充身体的阳气；同时能驱除寒气及补血，特别适合冬天食用。

羊肉性温热，补气滋阴，暖中补虚，开胃健力，在《本草纲目》中被称为补元阳、益血气的温热补品。可以取当归20克，生姜30克，羊肉500克。当归、生姜冲洗干净以后，用清水浸软，切成一片一片的。羊肉呢，把筋膜剔了，放入开水锅中微微烫一下，除去血水后捞出切片。然后把当归、生姜、羊肉放入砂锅中，加入清水、料酒、食盐，旺火烧沸后撇去浮沫，再改用小火炖至羊肉熟烂就可以了。这是适合阳虚体质人食用的一道菜。

◆ 附子粥可以温中散寒

对于肚子怕凉的人，可用附子粥。附子粥是来源于《太平圣惠方》的一个药膳。附子始载于《神农本草经》，主要产于四川、湖北、湖南等地。附子粥主要有附子，可以温里散寒、止痛；炮姜温中散寒、止泻。用于里寒腹痛、腹泻、大便稀的情况。

附子温里散寒的作用比较强，但我们知道附子有毒，会因为炮制或煎法不当，或用量过大而引起中毒。中毒的主要表现为口腔灼热，发麻（从指头开始渐达全身），流涎，恶心，或呕吐，疲倦，呼吸困难，瞳孔散大，脉搏不规则（弱而缓），皮肤冷而黏，面色发白。所以，用量不能多。

一般用制附子10克，先水煮一小时；再加炮姜15克，粳米100克，加水煮粥。也可药量减半，煎水取汁，再用汁和粳米一起煮粥；或用附子和羊肉一起煨汤等。

注意：由于附子的药性有毒，故附子粥需在中医师的指导下应用。

◆ 给腰部、膝盖怕冷怕风人开的良方

胡桃仁炒韭菜这道菜特别适合腰部、膝盖怕冷怕风的人，即用胡桃仁 50 克，韭菜 200 克煎炒。也可以用菟丝子和薏苡仁熬粥，补阳除湿气，适合于夏天食用，可以解暑。一般用菟丝子 30 克，薏苡仁 30 克，粳米 100 克。为了口感好一些，还可加一些冰糖。

◆ 阳虚的人什么时候补阳最合适

阳虚体质的人，比较容易受风和寒的侵袭，锻炼时应注意保暖避寒。应选择在暖和的天气下进行户外运动锻炼，不宜在阴冷天气或潮湿之处锻炼身体。比如游泳易受寒气和湿气，一般就不太适合阳虚体质的人。

根据中医"春夏养阳，秋冬养阴"的观点，阳虚体质人的锻炼时间最好选择春夏，一天中又以阳光充足的上午为最好时机，其他时间当在室内进行。冬季要避寒就温，春夏要注意培补阳气，做到"无厌于日"，即在春夏季多晒太阳，每次不得少于 30 分钟。

此外，每天早晨用冷水洗脸，也可使机体抵御寒冷的能力逐渐增强。对于年老及体弱之人，夏季不要在外露宿，不要让电扇直吹。运动量不能过大，尤其注意不可大量出汗，以防汗出伤阳。中国传统体育中的一些功法、适当的短距离跑步和跳跃运动如跳绳等，可以振奋阳气，促进阳气的生发和流通。

这些方法，都有助于阳虚体质的人调养。

◆ 阳虚体质的人要注意腰部和下肢的保暖

阳虚体质的人，由于机体阳气不足了，在四季变化中就有耐受得了春夏而耐受不了秋冬的表现，所以觉得秋冬季节特别难熬，每到此时，我们就要适当多穿点衣服，吃东西尽量吃温热的食物，用这个方法来养护阳气，尤其要注意腰部和下肢的保暖。

同样道理，夏季炎热，甚至酷暑难耐，此时机体降温主要就是依靠出汗，汗出得多了，阳气自然也就外泄了，这样体内的阳气就少了。所以在夏季的时候，要尽量避免高强度的运动和体力劳作，也不可贪凉饮冷，少吃冰激凌等寒凉的东西。

在阳光充足的情况下，可以适当地进行户外活动，但不能在阴暗潮湿及寒冷的环境下长期工作、生活和学习。

◆ 最重要的是在晒太阳时养阳气

阳虚体质的人，怕冷的位置、程度、表现是不一样的。对于阳虚体质卫阳不足的人，可以选择晒太阳的方法，有时间就多晒太阳，让人体的阳气与天地之阳气相通。晒太阳是最简单、实用的方法。晒太阳，一般在中午时间，中午是阳气最旺盛的时候，尤其是冬天的中午，是晒太阳最宝贵的时间，一般半小时左右。

晒太阳的时候，不要戴帽子，因为头顶有一个百会穴，它位于头顶正中线与两耳尖连线的交点处。通过百会穴，机体可以把阳气吸进去。我们还可以一边晒太阳，一边手握半拳，叩击肾的部位。通过这种最简单的晒太阳方法，也可以养阳气。

◆ 人老脚先老，养生先养脚

对于阳虚体质下肢怕凉的，足疗是比较实用的护阳方法。

足疗是近年来比较流行的一种保健方法，适用于阳虚体质的人。为什么呢？因为人有脚，就像树有根一样。同样人老肯定是脚先衰，脚对人体起着重要的养生保健作用。

中医历来就非常重视足部的保健与治疗。古代《素女真经》里说到观趾法，托名汉代神医华佗著的《华佗秘籍》里也提到"足心道"。人体的五脏六腑在脚上都有相应的投影区，连接人体脏腑的 12 条经脉中有 6 条就起于足部，人们双脚还分布有 60 多个穴位。

现代医学研究认为，脚是人体的"第二心脏"，脚有无数的神经末梢与大脑紧密相连，与人体健康息息相关。如果能坚持睡前用热水洗脚，或刺激足部穴位，促进气血运行，就可以驱除寒气，舒通全身经络，增强人体免疫力和抵抗力，具有呵护阳气、强身健体的功效。

在洗脚时，用 40 ～ 50℃的水洗脚，水量以淹没脚的踝部为好，双脚浸泡 15 分钟。同时，用手缓慢、连贯地按摩双脚，直至感觉双脚微微有发热感为止。如在水中再加入一些温阳的药物，比如桂枝、少量白酒等，效果会更好。

◆ 要让心里充满阳光

阳虚体质的人，性格一般是沉静的、内向的、不爱说话的，情绪常常不好，低落，给人的感觉不是那么阳光。必须加强精神调养，调节好自己的情感，调节喜怒，尽量避免和减少悲伤；还要防止惊恐、大喜大悲等不良情绪的影响。

在日常生活中，可以多听听音乐，选择一些轻松、喜庆的音乐，还可以选择一些优美、畅快的旋律及轻音乐。

多交朋友，要多与人接触、沟通，甚至玩耍。尤其是老年人，更应不断充实自己的晚年生活。要善于自我排遣或与别人倾诉，心胸要宽阔，做人要宽宏大量，用愉悦的情绪代替悲哀、低落的情绪。

◆ 五个有效穴位的补充阳气按摩法

阳虚体质的人，需要补肾助阳。具有补肾助阳作用的穴位中，最常用的是百会、肾俞、气海、关元、足三里。

百会具有益气升阳之效；关元、气海具有培元固本、补益下焦之功。三穴合用，既可交会任督二脉，又可益气培元、升举阳气。肾为先天之本，取肾俞可补益肾气；脾胃为后天之本，取足三里可调理脾胃，补益气血，使后天得以充养先天。故诸穴合用，可使气血渐旺，阳气渐充。

百会穴：位于头顶正中线与两耳尖连线的交叉处，穴居颠顶，联系脑部（图3-1）。可见，百会穴与脑密切联系，是调节大脑功能的要穴。百脉之会，贯达全身。头为诸阳之会，百脉之宗，而百会穴则为各经脉气会聚之处。穴性属阳，又于阳中寓阴，故能通达阴阳脉络，连贯周身经穴，对于调节机体的阴阳平衡起着重要的作用。定位此穴时，

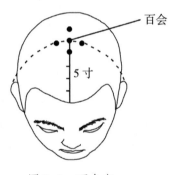

图3-1 百会穴

要采用正坐的姿势。百会穴位于人体头部，头顶正中心，可以通过两耳角直上连线中点，来简易取此穴；或以两眉头中间向上一横指起，直到后发际正中点。百会用平刺法，留针30分钟，不行针。

肾俞穴：为足太阳膀胱经的穴位之一，出自《灵枢·背俞》。在《扁鹊心书》中说："肾俞儿穴……先天之真源，本牢则不死。"肾，肾脏；俞，通输，指输送。穴位内应于肾脏，为肾经经气转输之处，故名。肾俞穴为肾的背俞穴，具有培补肾元的作用。肾主藏精，精血是生命的根本，刺激肾俞穴能够促进肾脏的血流量，改善肾脏的血液循环，从而达到强肾护肾的目的。肾俞穴在腰部，当第2腰椎棘突下，旁开1.5寸（图3-2）；或人体肚脐眼

（神阙穴）正对着的后腰的穴位是命门穴，命门穴左右两边各两根手指的宽度处即是此穴。肾喜阳怕寒，在人体中主水液，是先天之本。在人体各脏器中，只有肾是需要一直补的。由此可见，稳固肾气在养生中是非常重要的。肾俞穴可直接滋补肾阳，按摩肾俞穴，可在短时间内生发阳气，鼓动肾气，改善肾虚。具体方法如下：找准穴位，双手握空拳贴于该穴上，拳不动而身体上下抖动并使双脚随身体微微踮起。在此抖动过程中，双拳将反复摩擦穴位。

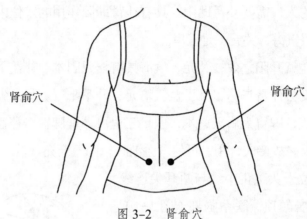

图 3-2　肾俞穴

气海穴：气就是气态，海就是大的意思。气海如同气之海洋。气海这个穴位在下腹部，前正中线上，脐中下 1.5 寸（图 3-3）。取穴时，可采用仰卧的姿势，直线连接肚脐与耻骨上方，将其十等分，取其靠肚脐 3/10 的位置，即为此穴。按摩方法：每天用大拇指或中指按压该穴 1 次，每次按压 15 分钟，每分钟按压 15 次。

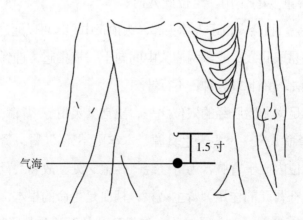

图 3-3　气海穴

关元穴：是人体功效最强大的补穴之一。关元穴是小肠的募穴，也是足太阴脾经、足厥阴肝经、足少阴肾经与任脉的交会穴，因其强大的补益功效而被称为"千年野山参"。此穴有培补元气，强壮身体之功效。关元在下腹部、前正中线上，当脐中下 3 寸（图 3-4）。要找到关元穴很简单，在人体正中线上，从肚脐向下量出四指宽的距离，就是关元穴。古时称这个穴位叫"玄关"，内应于我们身体里面两肾之间，也就是内应在我们身体的生殖系统。这个穴是主先天的，秉承于父母之精，对应丹田。摩关元的操作：将双手掌心相对，快速摩擦，直到掌心发热、发烫为止，然后把发热的掌心放到关元穴上，迅速地做小范围的摩动。摩动时，手指努力翘起，快速摩动，坚持 3 分钟以上。

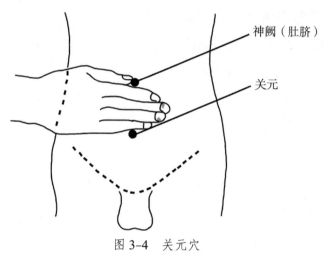

图 3-4 关元穴

足三里穴：位于小腿外侧，犊鼻下 3 寸（四横指），胫骨前嵴外 1 横指处（图 3-5）。简单取穴的方法，是从下往上触摸小腿外侧、膝盖骨下面，可摸到凸块（胫骨外侧踝），由此再往外、斜下方一点之处的另一凸块（腓骨小头）。这两块凸骨以线连接，以此线为底边向下作一正三角形，而此正三角形的顶点，正是足三里穴。按摩足三里很简单，每天用大拇指或中指按压足三里穴一次，每次按压 10 分钟，每

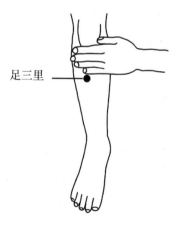

图 3-5 足三里穴

分钟按压 20 次。每次按压时，要使足三里穴有针刺一样的酸胀、发热感觉。此外，可用艾条做艾灸，每周艾灸足三里穴 2 次，每次灸 20 分钟。艾灸时，应让艾条的温度稍高一点，使局部皮肤发红；艾条缓慢沿足三里穴上下移动，以不烧伤局部皮肤为度。

◆ "捏三提一"，中医激发阳气的方法

对于阳虚体质、肚子怕凉的人来说，可以用捏督脉的方法调养。

督脉是人体奇经八脉之一。督脉总督一身之阳经，六条阳经都与督脉交会于大椎。督脉有调节阳经气血的作用，所以督脉被称为"阳脉之海"，主生殖功能，特别是男性生殖功能。

督脉主要走行于腰背正中，也就是在人体的后正中线循脊柱上行，经项部至风府穴，进入脑内；再回出上至头项，沿头部正中线，经头顶、额部、鼻部、上唇，到唇系带处。督脉上面有长强、腰俞、腰阳关、命门、悬枢、脊中、中枢、大椎、哑门、风府、后顶、百会、前顶、囟会等 28 个穴位（图3-6）。

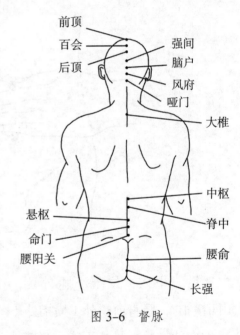

图 3-6　督脉

具体可以这样操作：在床上以俯卧式赤身的方式捏脊，也就是捏督脉。捏脊方向自下而上，从臀裂到颈部大椎穴，一般捏 3～5 遍，以皮肤微红为度。在捏最后一遍时，捏 3 下，向上提一次，在中医叫"捏三提一"，目的在于加大刺激量，激发阳气。

这种捏督脉的方法，对于阳虚体质、中焦虚寒者特别适用。因为它除了有激发阳气的作用外，还对脾胃，也就是对人体消化系统有保健作用。

◆ 阳虚不可怕，中成药里有"名方"

阳虚体质的人，有的表现就是怕风，一吹风就头痛，全身关节怕冷得厉害。这个时候可以吃玉屏风散，益气固表。

有的表现在脾胃阳虚上，出现肚子怕冷，一吃凉的就腹泻、拉肚子。遇到这种情况，可以吃理中丸。理中丸除了温中祛寒外，还可以补气健脾。

有的表现为腰部、膝盖怕冷怕风的，生殖机能减退的，可用大家都知道的一种药——金匮肾气丸。

✚ 王琦教授门诊堂

病例1：马女士自生育以后明显怕冷怕风出汗，手脚最为明显，对气候转凉特别敏感，腰背部有冷水浇的感觉；大便稀薄，受寒后易腹泻，劳累后浮肿，月经量减少了，性欲也减退了。

分析解答：这位马女士是典型的阳虚体质。这种情况，我们可以用桂枝汤（桂枝10克，白芍10克，生姜10克，红枣10克，炙甘草6克）调和营卫，交通阴阳；再加上玉屏风散（黄芪30克，白术15克，防风10克）益气固表。

病例2：刘女士从小很怕冷，一年四季手脚常常是冰凉的，冬季更明显。她不喜欢吹空调，上腹、背部尤其明显。去超市买东西，一走到冰柜附近，她就觉得肚子不舒服，甚至有想拉肚子的感觉，买来的西瓜总是要放到热水里泡一泡才敢吃，她是属于哪种体质呢？

分析解答：这位刘女士的症状是非常典型的阳虚体质。既然是阳虚就要护阳，比如夏天要尽量少吃生冷食物，少吃从冰柜里直接拿出来的东西，多吃一些生姜。夏天贪凉多了，吃生冷食物多了，吹空调多了，阳气就会受到影响。吃一些生姜正好可调节，所以夏要吃姜。

病例3：李先生，一名地下室车场管理人员，成天在地下室里工作。李先生30岁出头了，还没有小孩，到门诊看什么病呢？看男性不育症，不能生小孩了。

分析解答：给李先生看病时，我除了用一些治疗男性不育症的药物之外，更重要的是了解了李先生的工作性质、工作环境。李先生除了精液质量不好以外，主要表现在性欲低下，阴囊总有冰冷的感觉，还很潮湿，老觉得出汗。这个时候，我们就更注重李先生的体质问题了。我们知道，地下室既阴冷又潮湿，到了冬天，这种冷湿就更为严重。长年累月，自然机体的阳气就受损了，阳气慢慢地被消耗了，形成了阳虚体质。所以在用药的时候，加上一些温阳药物，效果非常明显，精液质量得到了迅速提高。没过多久，他来到诊室感谢我，说他的妻子已经怀孕。

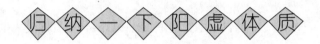

归 纳 一 下 阳 虚 体 质

【定义】由于阳气不足，以畏寒怕冷、手足不温等虚寒表现为主要特征的体质类型。

【成因】先天不足，或后天失养。如孕育时父母体弱，或年长受孕，早产，或年老阳衰等。

【体质特征】

形体特征：多形体白胖，肌肉不壮。

常见表现：平素畏冷，手足不温，喜热饮食，精神不振，舌淡胖嫩，脉象沉迟。

其他表现：面色柔白，目胞晦暗，口唇色淡，毛发易落，易出汗，小便清长，大便溏薄。

心理特征：性格多沉静、内向。

发病倾向：易患痰饮、肿胀、泄泻等病，感邪易从寒化。

对外界环境适应能力：耐夏不耐冬，易感风寒湿邪。

第四章　阴虚体质，缺水
养生调体——让你滋润津生

"风风火火闯九州"，一句话道出了阴虚体质者最显著的性格特征。阴虚体质的人，就是体内缺水了，所以阴虚就生内热，表现出一派火热内扰的症状，就会出现手足心热、口渴、爱喝冷凉之饮。

阅读本章，有助于解决以下4个问题： <<<

- 减肥应该怎样减，才能既达到效果又不伤身体
- 为什么瘦人容易便秘
- 女人需要"补肾"吗
- 什么情况下可以吃"六味地黄丸"

◆ 给我们的身体把脉——水是生命之源

身体缺水，在中医体质学上被称为阴虚体质。那什么是阴虚体质，什么样的表现才是阴虚体质特有的呢？

阴虚体质主要是指体内津液精血等阴液亏少，以阴虚内热等表现为主要特征的体质类型。什么意思？就是我们体内的生命之泉缺少了。为什么这样说呢？水是象形文字，中间像水脉，两旁似流水。

"水"的本义，以雨的形式从云端降下的液体，无色、无味且透明，形成河流、湖泊和海洋；分子式为 H_2O，是一切生物体的主要成分。地球上的生命，最初是在水中出现的。人体中水占体重的 70%，是维持生命必不可少的物质，是生命的源泉。

人对水的需要仅次于氧气。人如果不摄入某一种维生素或矿物质，也许还能继续活几周或带病活上若干年，但如果没有水，人却只能活几天。生命离不开水，万物生长也离不开水的滋润。

中医认为，阴液泛指体内一切富有营养的液体，或指脏腑的阴精。从液的性质而言，液是稠而浊的，属阴，所以叫阴液。身体内的血液、汗液、精液、唾沫等都是阴液。水是属阴的，体内要是阴液不足了，就好像没有了雨露滋润的春天，就像失去了灌溉的土地。

失去了濡润，滋养生命的源泉，身体就产生了一系列干燥失润，甚至以热为主的表现。所以，养阴很重要，要及时给身体补水，才能健康无忧。

◆ 对证入药——实战诊断阴虚

阴虚体质表现出身体干燥失润，甚至阴虚火旺。阴液亏少，机体失去了濡润滋养，所以这类人大部分都是形体瘦长的，不会是胖子。他们平时老是口燥咽干的，老喝水，走到哪都带着杯子。还有就是孔窍出现干涩不舒服，比如鼻腔干燥。来调理阴虚体质的人很多，举几个例子。

第一种是缺水，口干眼干。

有位女教师，30岁出头，在高校工作。她原来在学校里是个才女，后来毕业留校了，在工作岗位上是领导重点培养的人才，讲课讲得很好，所以受到学生的拥戴。她给我留下很深刻的印象，是因为来我这儿门诊好几次了，开始一直挂不上号，三番五次来到诊室，而且体型很瘦弱，一看就是现在年轻人形容的"排骨美女"。

我给她加了一个号。在问诊过程中，我看了看她，两颧发红。那她到底是来看什么病呢？其实她没有病，就是老感觉眼睛干、鼻腔干、口干，晚上老是出汗。平时就干得不行，天天点眼药水，点了之后觉得很舒服，甚至有时候喜欢直接用湿毛巾捂着眼睛。口干，老喝水，特别是给学生上课，没讲几句话就要喝水，不然声音会嘶哑。

我听她一说，还没摸脉，大致心里就有数了。再看看舌苔，舌红少津，还有裂纹。

她这是典型的阴虚体质。

第二种是阴虚失眠。

有这样一位来就诊的病人，某工厂退休职工，女，49岁，地道的北京人。近几年来时不时心慌、心跳得厉害。到医院做24小时动态心电图后，没发现什么问题，但就是觉得不舒服。一看，体型消瘦。再一问，除了心慌以外，晚上还睡不着觉，辗转反侧，越睡不着觉心慌得就越厉害，心慌得越厉害就越睡不着。平日口干舌燥，喝水也只能救一时之急。

第三种是阴虚津少、排便困难。

吴女士，28岁，喜得贵子1个月，事事都很顺心，美中不足的就是"便秘"。每次去厕所，总要很长时间才有一点便意。有了便意，好不容易解大便了，这大便还是先干后稀。哺乳吧，奶水还不足，而且老觉得疲倦，没有力气，口唇干，每次小便都不太多。

第四种是阴虚火旺遗精。

有个男孩，大三学生，20岁。他之所以来看病，是因为看到我的一个简介，上网查了我的一些资料，知道我除了研究体质外，还研究男科。他主要是年纪轻轻的，老觉得腰酸，晚上老遗精，早上起来就头晕耳鸣的，记忆力不好了，学习成绩下降了，整天忧心忡忡的，对自己越来越没信心。看到一些男科广告，因为求医心切，就到处去医治，花了好几万。

学生嘛，本来就没钱，家也是农村的，这看病的钱都是家里东拼西凑弄来的。结果倒好，检查吧，也没有什么器质性问题。但我仔细一问，除了腰酸、遗精、头晕耳鸣外，还老口干喝水，喜欢喝冷的，大冬天的也还要喝冷的。再看看舌头，舌红还干。

◆ 瘦要瘦出健康美

阴虚体质的人，大部分都是瘦长型的。

现代人，特别是小女孩流行"以瘦为美"。实际上太瘦并不是好事，瘦的人就干巴巴的。阴虚体质的人阴液不足，机体就失去了濡润滋养，就像土地，长年累月没有水的灌溉，土地只会干涸开裂，任何植物都没办法生长。

中医讲的阴液，就是机体内一切富有营养的液体，或指脏腑里的阴精，它是以精、血、津液为物质基础的。阴虚，意味着精、血、津液不足了，所以出现口燥咽干。你想一想，如果一天不喝水，最突出的感受是什么？口渴吧！口燥咽干吧！

所以，阴虚的第一表现就是口燥咽干，还有鼻腔干。为什么能够呼吸？靠的是鼻子的吸气、呼气，而这一吸一呼的功能能够正常发挥，靠的就是阴液对鼻腔的滋润。眼睛干，你会感觉不舒服。耳朵没有阴液的滋润，就会出现耳鸣。皮肤干也是同样的道理。

此外，还会出现大便干燥、小便短、舌少津少苔、脉细等。中医有一个阴阳学说，认为世界是物质性的整体，自然界的任何事物都包括阴和阳相互对立的两个方面，而对立的双方又是相互统一的。阴和阳的这种既对立又统一的运动，是自然界一切事物发生、发展、变化及消亡的根本原因。

所以，在《素问·阴阳应象大论》中就说道："阴阳者，天地之道也，万物之纲纪，变化之父母，生杀之本始。"因此，阴阳只有保持了平衡，世界上的万事万物，包括人的机体，才会协调发展。如果阴不足了，阳气必然多余出来，所以阴就不能遏制住阳，阳气就相对偏旺了。

了解了阴虚的形成及症状，养生就可以有的放矢。调养体质，让"以瘦为美"瘦出真正的美，健康的美，而不是病态的美，阴虚的"美"。

◆ 瘦人爱发火，其中也有体质的原因

阴虚阳偏盛，所以阴虚则生内热，表现出一派虚火内扰的症状。如出现手足心热、口渴但喜欢喝冷的，大冬天也一样；面色红有烘热感，老感觉自己就像火炉子里的水一样，闷腾热；平时性情急躁，外向好动等都是阴虚内热，甚至生燥的表现。因此，平时我们老说瘦人多火，爱生气爱发火，不全是性格的因素，还有体质的原因。阴虚了，水不足了，火就旺了，自然就容易生气上火。

这就能很好理解阴虚的人怕热怕燥，喜欢冬天不喜欢夏天了，因为他本身体内就是热的。

◆ 既然女人是水做的，为啥女人更易缺水

阴虚体质的形成，既有先天不足的因素，如怀孕时期母体体质柔弱，或母亲是高龄受孕，或者早产等；也有后天失养的因素，如过度劳累消耗了阴液。还有外界的一些因素，比如强紫外线辐射、季节变化等。

现代的许多年轻人，生活节奏很快，压力加大，每天应对纷繁复杂的社会、工作，思虑过度，精神消耗过大，体力特别是精力透支明显；又经常熬夜，睡眠不足，饮食上喜欢辛辣刺激的口味，时间一长，再不注意调养，就容易阴虚。

我们经常用"冰肌玉骨""闭月羞花""楚楚可怜"等词来形容女性，一方面女性给人以温柔、柔弱的印象，但另一方面女人是刚强的，她们肩负了繁衍下一代的重任。所以，女人一生都要经历经、带、胎、产的过程。从青春期到更年期，月经贯穿于女性几十年的生活里，给女性带来了多方面的生理影响。到了育龄期，还要经历生育、哺乳的过程。而在这些过程中都要消耗体内的血液，以血为基础的阴液被不断消耗，久而久之，阴不足了，所以女人更容易阴虚。为什么说女人是水做的，就是这个道理。

◆ 为了避免婴儿阴虚，孕妇饮食要注意

有一些小孩，也是阴虚体质。为什么？中医认为，孕妇的饮食要富于营养，又易于消化，还要饥饱适中。古代名医徐之才在《逐月养胎》中，就谈到"饮食精熟""食甘美""调五味"等。调五味，就是要讲究搭配，五味不可过偏，过偏则害其五脏。

妇女怀孕期应忌食炙烤、辛辣之物。炙烤，指煎炸、油炸、火烤的食物；辛辣，是指辛辣的食物。

炙烤、辛辣的食物食用过多，导致体质变化，热邪、燥邪就会潜移默化地影响到胎儿，暗耗阴液，导致在胚胎形成、胚胎发育的过程中出现阴虚，这是阴虚体质形成的一个先天因素。因此，孕妇在饮食中要特别注意这些方面。

◆ 为什么瘦人便秘的比较多

不知道你是否注意过这样一个现象，瘦人便秘者比胖人多，为什么？这是因为瘦人阴虚的多，阴虚了，阴液亏少了，滋润濡养机体的功能降低了。这时候，一方面机体需要的水分就会从食物中大量吸收，另一方面本能地从机体器官，比如大肠中吸取水分，这时消化吸收后的残渣就变得硬结，所以大便难解；而且胃肠道蠕动功能减退，推动食物消化吸收的功能不足了，所以排便的阻力增大，排便就变得费力。

◆ 长期阴虚的人会提前进入更年期

阴虚的人，水严重不足，出现一派燥象，如性格急躁、烦躁、爱发火、看谁都是一百个不顺眼，久而久之，加上生理性的机能减退，便会提早进入更年期。

有的人容易犯口腔溃疡，口腔溃疡本来不是什么了不得的病，但它老在那儿疼呀，不但影响吃饭、吃东西，而且还影响心情，因为一时半会儿好不了。

口腔溃疡不止是有热，老百姓经常说上火了，那为什么上火，根源是什么？其中一个原因就是阴虚。

◆ 人体的水怎样一点一点被蒸发的

阴虚体质的人，性情比较急躁，心里装不住事，有什么想法就要马上做什么，很着急。常常心烦易怒，坐不住。性格外向好动，很容易和陌生人打开话匣子，很活泼，很热情。

本身阴虚水不足了，火就旺，再加上阴虚的人性情急躁，很容易情绪过激，更容易化火，暗耗阴血。就像烧水，即使用小火烧水，也都会一点一点被蒸发的。所以，我们必须加强精神调养，调节好自己的情感，安神定志，心平气和，舒缓情志，要学会正确对待喜与忧、苦与乐、顺与逆，保持稳定的心态。遵循《黄帝内经》中"恬惔虚无""精神内守"的养神大法。简单地说，就是顺势而为。做到遇事不慌、冷静沉着，平日起居有规律；工作有条不紊，对非原则性问题少与人争执；少参加有输赢的活动，闲暇时间多听听音乐，对于调整情绪、睡眠十分有利，比如《小夜曲》《摇篮曲》之类。

◆ 女人的美丽更需要补阴

渴望美丽是女人一生的追求，没有哪一个女人不希望自己面若桃花、肤如凝脂，从二八美丽少女到八十老人，也没有哪一个女人不希望自己拥有修长又曲线玲珑的身材，充满青春活力。

贾宝玉说"女人是水做的骨肉"，一句话便解释了古今女性美丽的答案：女人要美，一定得如水般滋润才行。随着年龄的增长，女性肾中精气也逐渐衰竭，也会肾虚，也需要补肾。女人以阴血为本，滋肾阴是重中之重。但是，女人要如何"滋润"自己，却常常成为无法解决的难题。

许多女人一说到滋润、保养，立马就去买一大堆名牌护肤品往脸上抹，却常常起不到预想中的效果。其实这是因为，从外部保养是远远不能奏效的。如同花草树木，光是往叶子上洒洒水哪儿够呢？只有整株的根茎都经历了雨露的润泽，才能枝繁叶茂，花娇果硕，维持生命的美丽与活力。而从中医上来说，女人要从根本上补水，最重要的就是滋阴，也就是要注重涵养五脏六腑。

滋阴可以缓解女性阴虚，减缓衰老步伐；同时，还能调节已经出现的不良症状，改善女性体质。无怪乎，医学美容界有一个说法：美容保养，重在滋阴。只有了解自己的体质，调养自己，才能使青春永驻。

◆ 这样吃，你的阴虚就会好

我们怎么改善阴虚体质呢？总的来说，阴虚体质的人，食宜滋润，起居忌熬夜，运动勿太过。

在饮食方面，应该多吃一些滋补肾阴的食物，以滋阴潜阳为法。常常可以多食的食物有鸭肉、燕窝、芝麻、藕、枸杞苗、丝瓜、银耳、豆腐、甘蔗、桃子、西瓜、百合、山药、甲鱼、海蜇等。这些食品性味大多甘寒性凉，都有滋补机体阴液的功效，可适当配合补阴药膳，有针对性地调养。

阴虚火旺的人，应少吃辛辣的东西，少食羊肉、韭菜、辣椒、葵花子等性温燥烈之品，火锅最好少吃。中医认为鸡肉属热，故不要多吃。其他如蒸、炸、爆、烤的食物也应少吃；龙眼肉、荔枝这些热性水果尽量少吃。

◆ 鸭肉是阴虚人的上乘之品

鸭子是餐桌上的佳肴，也是人们进补的优良食品。鸭肉的营养价值与鸡肉相仿。但在中医看来，鸭子吃的食物多为水生物，故其肉性味是甘的、寒的。

《本草纲目》中记载：鸭肉主大补虚劳，最消毒热，利小便，除水肿，消胀满，利脏腑，退疮肿，定惊痫。可见，鸭肉是阴虚体质者所选择食物的上乘之品。

鸭子里面有个非常出名的盐水鸭，大家都应该知道。盐水鸭是南京特产，久负盛名，至今已有1000多年的历史。这种鸭皮白肉嫩、肥而不腻、香鲜味美，具有香、嫩的特点。而且每年中秋前后的盐水鸭色味最佳，因为鸭是在桂花盛开的季节制作的，所以给它取了一个非常美的名字叫"桂花鸭"。

《白门食谱》中记载："金陵八月时期，盐水鸭最著名，人人以为肉内有桂花香也。"桂花鸭"清而旨，久食不厌"，是下酒佳品。逢年过节或平日家

61

中来客，上街去买一只盐水鸭，似乎已成了南京世俗的礼节。

◆ 燕窝滋阴，养体美颜

大家都知道燕窝是中国传统名贵食品之一，具有很高的食用和药用价值。据中国医学科学卫生研究所编的《食物成分表》和香港中文大学生物化学系关培生、汪润祥两位教授合著的《燕窝考》分析：燕窝含蛋白质49.9%，有大量的生物活性蛋白分子，还有向量脂肪和磷、硫、钙、钾等成分，对人体有滋阴养体的作用。

传说中国第一个吃燕窝的人是明朝航海家郑和。郑和的远洋船队在海上遇到了大风暴，停泊在马来群岛的一个荒岛上，食物紧缺。郑和无意中发现荒在断石峭壁上的燕窝，于是命令部属采摘，洗净后用清水炖煮，用以充饥。数日后，船员们个个脸色红润，中气颇足。于是船队回国时带了一些献给明成祖。

清康熙年间的《调鼎集》中所记载的数十种"上席菜单"中，名列首位的就是燕窝。据清宫老档案记载，乾隆几次下江南，每日清晨，御膳之前，必空腹吃冰糖燕窝粥。一直到光绪年间的御膳，每天都少不了燕窝菜。以光绪十年十月七日慈禧早膳为例，一桌30多样菜点中，用燕窝的就有7样。描写燕窝最多的古典文学名著《红楼梦》中，"燕窝"二字出现17次之多。第45回宝钗道："每日早起拿上等燕窝一两，冰糖五钱，用银铫子熬出粥来。若吃惯了，比药还强，最是滋阴补气的。"还有写贾府吃燕窝也是连篇累牍，第14回写秦可卿损亏吃燕窝；第45回宝钗因黛玉多咳，便取自家的燕窝劝黛玉食冰糖燕窝粥；第87回宝玉因哀悼晴雯，未吃晚饭，一夜未眠，袭人要厨房做燕窝汤给宝玉吃。可见燕窝是上等之品。

《文堂集验方》里有个小药膳——秋梨燕窝。用秋白梨2个，切掉柄端，挖出核心，将燕窝5克，冰糖10克同放于梨中，用柄盖好，以竹签插定，略加水蒸熟食，每日早晨食用。在这个药膳中，燕窝滋阴润肺，白梨、冰糖润燥化痰，所以特别适用阴虚体质偏于口干、干咳的。

◆ 滋养肾阴，六味地黄丸与清炒山药片

药店里经常卖的六味地黄丸是来自宋代名医、儿科专家钱乙所著的《小儿药证直诀》，六味地黄丸由熟地黄、山茱萸、山药、泽泻、丹皮、茯苓六味中药组成。

最早是"八味地黄丸"，见于张仲景的《金匮要略》。后来，钱乙把八味地黄丸里面的附子和桂枝这两种温补的药物去掉了，变成了后来的六味地黄丸。

中医学认为肾藏有"先天之精"，为脏腑阴阳之本，生命之源，故称为"先天之本"。方中山药能健脾补虚，滋精固肾。

平时可以食用清炒山药片。用鲜山药5两，加上葱2根、蒜苗1根，姜片、醋、芝麻油、盐各少许，清炒食用。阴虚体质见潮热、腰膝酸软的人，可以多食。

◆ "七味鸭"和"莲子百合煲猪瘦肉汤"对阴虚者大有妙用

对于阴虚体质偏于口干、口渴、干咳的，我们用七味鸭。七味鸭方来源于《仁寿录》，润肺滋养的作用比较强。老鸭1只，川贝母10克，茯神30克，生地30克，归身30克，熟地30克，白术30克，地骨皮50克，陈甜酒50克，酱油50克，味精5克。选老鸭1只，去毛，洗净，去肚杂，不可再见水。然后将药料用陈甜酒、生酱油拌匀后，装进鸭肚内，用线缝紧，用瓦盆盛之，不可放水入内。将盛老鸭的盆盖盖严，外用湿绵纸将盆封固，用稻草辫扎紧，上笼屉蒸至烂熟，吃鸭肉。

莲子百合煲猪瘦肉汤也适用于阴虚体质易有干咳者。用湘莲子30克，百合（干品）30克，鲜猪瘦肉100克，食盐适量。先将湘莲浸泡，去除外皮与莲子心。百合浸20分钟，以减少用作漂白的硫黄含量并减少酸味。鲜猪瘦肉

洗净切片，然后将以上三物共放入砂锅内，加水适量，用中火煲 30 分钟，调味食用。有清心润肺，益气安神之功。

◆ 针对阴虚体质虚弱者的两大美食

《济急仙方》里有一个玄参炖猪肝，适用于阴虚体质偏于手脚心发热的。用玄参 30 克，香油适量，猪肝 300 克，食盐少许。先将玄参洗净，放入砂锅中煎煮，取药液待用。然后将猪肝放入只盛有玄参药液的砂锅中，文火煨炖，加入盐少许。炖好后，加少许香油，即可饮用。

阴虚体质偏于腰膝酸软、潮热的，可以选用补益海参汤。这是《仁寿录》里记载的，主要作用是滋补肾阴，养血润燥，抗衰老。用料为海参 30 克，生姜汁适量，小茴香 5 克。将海参在温水中泡涨、发软后，捞出用开水烫 1 次，放入锅内，加清汤适量，下小茴香，用文火煨炖至烂熟。吃的时候加姜汁拌和，可分次服食，以常服为佳。

◆ 海参润燥——建议阴虚体质的人经常吃

海参有滋阴、补血、益精、润燥的作用。《药性考》里说海参是"降火滋肾"之物。《食物宜忌》里也记载了海参"补肾精，益髓"。清代食医王孟英认为海参能"滋阴，补血，润燥"。海参是一种高蛋白低脂肪的海味珍品，大能补益，又能滋阴，阴虚体质的人可以经常吃。

◆ 桑椹可口——阴虚人的最爱

桑椹有滋阴补血之功，最能补肝肾之阴。《本草述》里说"乌椹益阴气便益阴血"。《本草经疏》中也说桑椹"为凉血补血益阴之药"，还说"消渴由于内热，津液不足，生津故止渴，五脏皆属阴，益阴故利五脏"。尤其是阴虚体质之人出现消渴、目暗、耳鸣者，食之最宜。

◆ 阴虚体质的人为什么怕夏天

阴虚体质的人，由于机体阴液不足了，火旺了，特别怕热、怕燥，所以在四季变化当中能耐受冬天，但不能耐受夏天。夏季是一年中气温最高的季节，人体的新陈代谢十分旺盛。人们很容易受到夏季炎热气温的影响，身体的各项生理功能和食欲等均会发生变化。

阴虚体质的人更怕夏天，是因为夏季天气炎热、酷暑难耐，本身自然界给予的热就过多，再加上身体阴液不足了，使热邪内外煎熬。所以，在夏季穿着上，如果能够注意一下，阴虚体质的人就可以快乐健康地度过。在炎炎的夏日，穿上一袭丝绸长裙，一定凉快舒畅；棉质衣服也较适合，吸汗透气。

尽量少穿化纤布料衣服，因为夏季人体出汗很多，化纤布料虽然轻薄，但吸水性、透气性均差，皮肤很难通过汗液蒸发散热，因而夏天穿这类面料的衣服并不凉爽。

同时，汗液的过多滞留，还会使皮肤分泌物腐败、发酵，加之合成纤维在生产过程中混入的单体氨、甲醇等化学成分对皮肤刺激较大，因而容易诱发过敏和多种皮炎。从颜色上来说，浅色衣服可以减少热量的吸收，穿起来比较凉快；深色衣服会吸收更多的热能，穿起来比较闷热。因此，夏季穿棉质或丝质浅色衣裤是阴虚体质人的明智选择。

◆ 如何抓住"金秋"给自己滋养阴气

中医讲春夏养阳，秋冬养阴，这是什么意思呢？春夏的时候万物生长，阳气充足，要借助自然界的阳气来养机体的阳气。同样道理，秋天和冬天的时候万物萧瑟，阴气相对旺盛，这个时候就要顺势利导来养机体的阴气。

因此，阴虚体质的人应顺应昼夜变化，好好休息，保证充足的睡眠，不能熬夜。熬夜就等于消耗阴液，阴液被不断地消耗了，自然就出现了阴虚，时间长了，慢慢地就变成了阴虚体质。

◆ 最适合阴虚体质者的健身运动

阴虚体质的人是由于体内津液精血等阴液不足造成的，所以运动的时候往往容易出现口渴干燥、面色潮红、小便少等症状。阴虚体质的人，只适合做中小强度、间断性的身体练习。阴虚体质的人大部分消瘦，容易上火，皮肤干燥等。皮肤干燥比较厉害的人，可以经常去游泳，这样经常泡在水里能够滋润肌肤，减少皮肤瘙痒。

静气功锻炼对人体内分泌具有双向调节功能，能促进脾胃运化，增加体液的生成，改善阴虚体质。另外，还可以选择太极拳、太极剑、八段锦、气功等动静结合的传统健身项目，也可习练"六字诀"中的"嘘"字功，以涵养肝气。

◆ 阴虚体质的人不宜"享受"桑拿

阴虚体质的人在锻炼时要控制出汗量，及时补充水分。

阴虚体质者由于阳气偏亢，不宜进行剧烈运动，避免大强度、大运动量的锻炼形式，避免在炎热的夏天，或闷热的环境中运动，以免出汗过多，损伤阴液，比如不宜蒸桑拿。

桑拿又叫芬兰浴，起源于芬兰，有2000年以上的历史，是人在一个封闭的小房间内用加热的湿空气对人体进行理疗的过程。通常桑拿室内温度可以达到60℃或更高，利用对全身反复干蒸冲洗的冷热刺激，使血管反复扩张及收缩，达到增强血管弹性、预防血管硬化的效果。桑拿对关节炎、腰背肌肉疼痛、支气管炎、神经衰弱等都有一定的保健功效，但对阴虚体质的人来说却不适宜。

阴虚体质的人不适合夏练三伏，就是不适合三伏天的时候在太阳底下剧烈地运动，因为这个比较伤阴，容易上火。

◆ 补肾壮腰的保健按摩操

A. 两手掌对搓至手心热后，分别放至腰部，手掌贴皮肤，上下按摩腰部，至有热感为止。可早晚各一遍，每遍约 100 次，此运动可补肾纳气。

B. 两手握拳，手臂往后用两拇指的掌指关节突出部位，自然按摩腰眼，向内做环形旋转按摩，逐渐用力，以有酸胀感为好，持续按摩 10 分钟左右，早、中、晚各一次。腰为肾之府，常做腰眼按摩，可防治中老年人阴虚体质的腰酸背痛等症。

◆ 教你一招强肾健身操

锻炼者端坐，两腿自然下垂，先左右缓缓转动身体 3 ～ 5 次；然后，两脚向前摆动 15 次。可根据个人体力，酌情增减。

做动作时全身放松，动作要自然、缓和；转动身体时，躯干要保持正直，不宜俯仰。此动作可活动腰膝，益肾强腰。常练此动作，腰、膝得以锻炼，对肾有益。

◆ 两种滋阴穴位按摩法

阴虚体质的人需要补阴。具有补阴作用的穴位中有两个穴位很常用，即太溪、三阴交。自行按摩这两个穴位，可以滋养阴液，改善阴虚体质。

太溪穴：太就是大的意思；溪，就是溪流。太溪穴的意思，就是肾经水

67

液在此形成较大的溪水。太溪是肾经原穴，太溪补一经之阴，就是补肾阴。它是足少阴肾经的输穴和原穴（图4-1）。输穴就是本经经气汇聚之地，而原穴也就是本经经气较大的"中转站"，太溪穴合二为一，所以太溪穴处肾经的经气最旺。足少

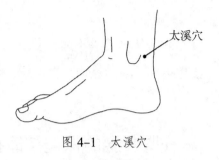

图4-1　太溪穴

阴肾经在五行中属水，肾主水，所以刺激太溪穴能够很好地发挥"补水"，也就是滋阴的作用。

《医宗金鉴》说它主"房劳"，也就是可以调治性生活过多、过频所导致的肾阴虚。取穴时，可采用正坐，平放足底或仰卧的姿势。太溪穴位于足内侧，内踝后方与脚跟骨筋腱之间的凹陷处。这样，就可以很简单地取到该穴位。每天按揉2次，每次10分钟。太溪主要用来补阴，所以不要用灸，因为灸是热性刺激，容易伤阴，最好是按揉。

一年四季都可以按揉太溪穴。春秋季节天气干燥的时候，按揉的时间应该长一些，因为太溪穴燥易伤阴，多揉一些时间，既可补阴，又可防燥伤阴；夏季按揉的时间可以短一些，因为夏季湿气比较重，按揉时间长了，体内的阴气太重反倒不好。冬季比较折中一些，每天每穴按揉5分钟就行了。但无论什么季节，最好在晚上9～11点按揉，因为这个时候身体的阴气较旺，可以"相得益彰"。太溪有滋补肾阴、强健腰膝的作用，适用于阴虚体质偏于肾阴虚的人。

三阴交穴：补阴还不能忘了三阴交。三阴交是肝、脾、肾三经的交会穴，补三经之阴，也就是补肝经、脾经及肾经之阴。三阴交在小腿内侧，足内踝尖上3寸，胫骨内侧缘后方（图4-2），正坐屈膝成直角取穴。每天按摩2次，每次5～6分钟。孕妇忌按。按摩三阴交，主要适用于阴虚体质偏于肺阴虚和脾阴虚的人。

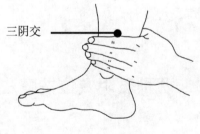

图4-2　三阴交穴

◆ 治疗阴虚的四个名方

经常咳嗽，干咳没有痰或是痰少而黏者，宜服百合固金汤。

平时经常失眠、多梦、心慌、记忆力差、心里烦者，适合吃点天王补心丸。

平时总会腰膝酸痛、失眠多梦、潮热盗汗者，适当吃点六味地黄丸。

平时头晕眼花，眼睛干涩，视力越来越差，看东西模模糊糊者，适合吃一贯煎。

◆ 什么情况下可以吃六味地黄丸

随着人们保健意识的提高，有不少男性朋友把服用六味地黄丸当成保肾的良品。还有的中老年人，只要腰酸腿疼，就自行诊断为肾虚，服用六味地黄丸来"强身健体"，并且"持之以恒"。因为大家看到周围吃六味地黄丸的人越来越多，也就认为没什么好担心的。

其实，人们对中医药的认识还不够，从而走入了用六味地黄丸"保健"的误区。六味地黄丸并不是包治百病，在各种文献报道中，最常见的是用于治疗亚健康状态、提高免疫力、延缓衰老，所以很多人把它当作保健品而长期服用。同时，作为治疗药品，它在高血压、糖尿病、更年期综合征等疾病的治疗和辅助治疗中也取得了良好的效果。

六味地黄丸中用熟地黄滋阴补肾，填精生髓；山茱萸滋养肝肾，并能涩精；怀山药补脾益气而固精。三味药相配，共同发挥补益肝、脾、肾的作用，效力全面，且以补肾阴为主。泽泻泄肾利湿，并可防止熟地黄过于滋腻；丹皮能够清泻肝火，同时可以制约山茱萸的收敛作用；茯苓淡渗脾湿，帮助怀山药健运脾胃。所以，这六味药是"三补三泻"。

中医治疗疾病是根据体质和症状的不同来辨体辨证用药的。所以只有阴虚体质偏于肾阴虚的人才适合吃。有些人服用六味地黄丸后，前期感觉有精力，可越到后来越感觉浑身无力，状况反不如吃药前。所以要搞清楚自己的体质，根据体质调养身体最重要。

✚ 王琦教授门诊堂

病例 1：孙先生，44 岁，是政府机关的一个副厅级干部。他年轻有为，魄力十足，事业蒸蒸日上，家庭也幸福美满。美中不足的是平时老咳嗽，没有痰，总是干咳。有时候一开会，在台上讲话，还没讲到一半，就咳嗽起来，一咳就没个休止，弄得很尴尬。他到医院去检查，从头到脚查了个遍，没问题，身体好好的。

经人介绍，他找到了我。我一听他说话，声音嘶哑；再看他，体型很瘦，舌头还红；再一问很爱喝水，忙起来的时候可以不吃饭，但就是不能不喝水。平时也咳，但秋天的时候咳得特别厉害。咳嗽无痰，口咽干燥，形体消瘦，声音嘶哑，舌红少津。

分析解答：他的这些表现，都是阴虚体质偏于津伤的典型症状。针对这种情况，我们可以用秋梨膏。《本草求原》中记载的"秋梨蜜膏"是经宫廷御医加工演变而成，相传始于唐朝。

据说，唐武宗李炎患病，终日口干舌燥，心热气促，服了上百种药物均不见疗效，御医和满朝文武都束手无策。正在人们焦虑不安之时，一名道士用梨、蜂蜜及各种中药配伍熬制的妙方治好了皇帝的病。从此，道士的妙方成了宫中秘方，直到清朝才流入民间。秋梨膏用料为鸭梨 5 个，干红枣 60 克，冰糖 100 克，老姜 15 克，蜂蜜 80 毫升。

病例 2：杨女士，24 岁，酒店服务员。平时吃得少，吃什么都觉得没有味道；平时做一点事，就累得不行。再一问，口唇很干，不停地在用润唇膏。大便很干，小便觉得热。

分析解答：她的症状是典型的阴虚体质偏于脾胃阴津不足，可用铁皮石斛泡水代茶饮，一次 30 克。石斛养阴生津，濡养脾胃，增强脏腑功能，促进营养吸收。

病例 3：吴女士，49 岁，学校老师。平时经常头晕耳鸣，腰膝酸痛，老睡不着觉，即使睡着了也老做梦，心情烦躁；老出汗，白天也出，晚上睡着了还出。月经已经开始不正常，量也很少，一两天就没有了。

分析解答：这属于阴虚体质。这个年龄段处于更年期，肾阴本来就不足了，所以在用药时除了治疗更年期以外，还要加用调体的药物。吴女士这种情况就可以吃点六味地黄丸。

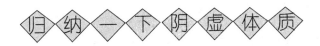

【定义】阴津亏少，以口燥咽干、手足心热等虚热表现为特征的体质类型。

【成因】先天不足，或后天失养，纵欲耗精，积劳阴亏。如家族成员体形多偏瘦，为孕育时父母体弱，或年长受孕，早产，或曾患出血性疾病等。

【体质特征】

形体特征：体形瘦长。

常见表现：手足心热，平素易口燥咽干，鼻微干，口渴喜冷饮，大便干燥，舌红少津少苔。

其他表现：面色潮红有烘热感，目干涩，视物花，唇红微干，皮肤偏干易生皱纹，眩晕耳鸣。睡眠差，小便短涩，脉象细弦或数。

心理特征：性情急躁，外向好动，活泼。

发病倾向：平素易有阴亏燥热的病变，或病后易表现为阴亏症状。

对外界环境适应能力：平素不耐受热邪，耐冬不耐夏，不耐受燥邪。

第五章　痰湿体质，体胖
养生调体——让你脂消身轻

现在，减肥的人越来越多，胖已经成了社会中不可忽视的因素。可你知道吗？胖也有健康与病态之分，如篮球明星奥尼尔那种体型匀称、肌肉结实的胖，就属于健康的；而有些人则胖得出格，胖得连抬手伸腿都费劲，这则是病态的胖，是需要调体的。

阅读本章，有助于解决以下5个问题：

● 父母的"胖"会遗传给孩子吗
● 哪些不良的饮食习惯会损害健康
● 是不是吃得越少就越能减肥
● 胖子都属于痰湿体质吗
● 有没有合适的食疗方调治痰湿体质

◆ 吃得好就是吃得健康吗

我们先来看一组数据：北京人每消费 100 元中，有 21 元用在"吃"上。2021 年 3 月 1 日，北京市统计局发布《北京市 2021 年国民经济和社会发展统计公报》显示，北京居民在食品类消费占消费总额的 21.3%，"吃"成了北京人生活中重要的一笔开销。这也说明大家越来越在乎吃了，吃的也越来越好，越来越丰富。

在"三年自然灾害"的时候，老百姓还吃不饱，闹饥荒，小说里也经常出现关于"饥荒"的描述。而大家现在的生活越来越好，追求吃得好，穿得好。但这样带来的是一个什么状况呢？大家有没有发现，我们身边的高血糖患者越来越多？高血脂患者越来越多？高血压患者越来越多？

这就是隐患，很多病都是和我们不良的生活方式有密切关系的，很多病就是吃出来的。大家有没有发现一个很奇怪的现象：为什么大家都一样地吃，别人都很正常，你却血糖高了，血压高了，血脂高了？为什么刚到中年，你就谢顶了？为什么你就老爱睡回笼觉？为什么你就老爱打呼噜……现在，我们就来说一说痰湿体质。

◆ 狭义的痰——有形之痰

什么是痰湿体质呢？痰湿体质是由于机体水液停滞不化而导致痰和湿凝

聚在一起，所以出现黏滞、重浊等主要特征的体质类型。什么意思呢？先来认识一下"痰"。

什么是痰？一般老百姓概念中的痰是人体呼吸道的分泌物，它是通过支气管上皮纤毛的运动，从肺部向上呼吸道推动。最后，通过人的正常咳嗽反射而从气管内咳出，排出体外。

正常人痰很少，只是保持呼吸道湿润而分泌的少量黏液，对人可以起一个保护作用。当人吸入比较冷和干燥的空气时，通过呼吸道可以使进入肺内的含氧空气湿润和加温，也可以使吸入空气中的尘埃、有毒颗粒、含细菌的尘埃等吸附在湿润的支气管壁上，通过支气管上皮的纤毛运动，推向上呼吸道，通过咳嗽排出体外，起到了保护肺脏的作用。

但当人吸入刺激性气体、尘埃、致病细菌、病毒等有害微生物时，上呼吸道就可能发生炎症，或者肺部发生疾病，呼吸道分泌就会增加，痰量就会增加，而痰的性质也会发生变化，可以由黏痰变成黄脓痰。

◆ 诱发多种疾病的罪魁祸首——痰湿

了解了传统意义上的"痰"，另一种痰就是"痰湿"，这又是什么意思呢？痰湿是脾运化水湿的功能失调后所产生的一种病理产物。

由于它具有黏腻、阻滞的特性，所以当它产生后，会为其他疾病的形成创造条件。中医把痰分为两种：一种是"有形之痰"，主要存在于肺部，就是我们通常理解的那种痰；还有一种是"无形之痰"，就是现在讲的这种情况。

我们可以举例用一个具体的名词来解释"无形之痰"，大家就好理解了。比如过多的脂肪具有"痰"的黏滞、稠厚的特征，它是聚积在体内水湿中的稠黏部分凝聚而成的。我们身体本来轻轻松松的，这时被痰湿裹住了，身体沉甸甸的感觉挥之不去，像灌了铅似的，很不舒服，干什么都觉得费劲。

◆ 不做最"重磅"的人，从了解痰湿体质开始

痰湿体质的人，会有些什么样的表现呢？从形体上来看，痰湿体质的体型是肥胖的，主要是腹部肥满松软。怎么形容呢？就是脑满肠肥，大腹便便。

我们还经常用这样的话语形容痰湿体质的人：你的脖子是北极圈，你的脚腕是南极圈，我轻轻地按一按你的肌肤，啊，你比原来深刻多了。你是我们家最"重磅"的人物。你可真是个左右逢"圆"的人物啊。

可见，痰湿体质的人给我们留下的印象就是胖，肚子大得像球似的。但是这类人性格偏温和、稳重、恭谦，给人靠得住的感觉，而且脾气好，善于忍耐，性子一点不急。这主要是和痰湿的性质密切相关。

这类人面部皮肤油脂分泌较多，感觉脸老是油油的，而且还经常出汗，汗很多，如果再干点体力活，再吃点辣的、热的东西，都可以看见汗珠子了。出的这个汗，还黏黏糊糊的。时不时还胸口闷，嘴里面老觉得有痰。

看他的脸发胖，就是人们常说的肥头大耳。再一看眼泡有些浮，早上起床更明显。

痰湿体质的人和气虚体质的人有一个类似的地方，就是容易困倦；一看精神状态就没有活力，还总说疲倦，一会儿胳膊累了，一会儿腿脚累了。

但与气虚体质不同，他们的舌头是胖大的，舌苔发白，还有一层东西在舌头上，就是觉得腻。一摸脉，脉象是滑的，就像玻璃珠在盘子里滚的那种滑滑的感觉。再问，发现口里面老觉得黏腻，不清爽或者觉得嘴里会回甜。整个身体很重，沉甸甸的，不爽快。

平时饮食习惯也是很喜欢吃肥肉和油多的东西，还喜欢吃甜的、黏的、腻的，比如什么糕点、点心之类。

平时大便呢，一般不会干，要么有解不干净的感觉，要么大便黏黏糊糊的，老冲不干净，会粘在马桶上。小便量一般不多，尿的次数也不多，有时候觉得小便有些浑浊。所以有了这样的体质背景，一般来说就容易血糖高、血压高、血脂高，这叫作"代谢综合征"。痰湿体质的人还表现在对梅雨季节及潮湿环境适应能力比较差，因为本身机体湿就多了，自然就不会喜欢梅雨

季节和潮湿的环境。

◆ 痰湿体质是胖人的"生产基地"

痰湿体质是胖人的"生产基地",主要有以下四种表现。

其一,痰湿体质主要表现为肥胖。

有位男同志,37 岁。一眼看上去就是胖,胖得"可爱"。看着他胖得"费劲",为什么说他"可爱"?因为他谢顶了。别的病人来找我看病吧,都很心急,老来问看到几号了或者一坐下来就开始唧唧喳喳地把他的不舒服从头到脚说个遍。可是这位先生可好,不急不忙的,等到最后,坐下也不说话,等着我问,回答问题也不慌不忙的,很有条理。

这给我留下了很深的印象。等我问了情况后,才知道这位先生没什么病,都查了,就是谢顶,还经常头晕,有时候觉得看东西在转。他是国家机关干部,平时工作压力大,工作烦琐,只要事情一多,就会觉得头晕,就像裹住个什么东西似的,一点不轻松。我看了看他的舌苔是白腻的,摸脉也是滑的。这就是典型的痰湿体质肥胖。

其二,痰湿体质表现为易腹胀。

藏某,女孩,29 岁。听了我在电视台的节目以后便来找我。她很胖,身高 157 厘米,体重却有 91 公斤,胖得都已经抑郁了,见到我还没有说三句话,就开始情绪悲观,开始掉眼泪。因为胖得厉害,影响了生活,找对象很困难。

她的肚子什么时候都感觉胀胀的,好像吃什么都不消化一样,特难受。而且下半身比较胖,食欲一般。手脚老感觉无力,不喜欢运动,吃完饭浑身发软,只想找个地方躺着。嘴里发黏。早晨起来时,眼睛还浮肿。按她的话说,早上起来照镜子,看看自己都不想再看第二眼了。这属于典型的痰湿体质偏于痰湿内蕴。这是因为身体内的排痰祛湿功能较差,多余的水分在体内聚集所造成的。

其三,痰湿体质表现为易打呼噜。

于先生，40岁出头，公司老总，来找我调体。因为他老出汗，还打呼噜，去医院检查了，都没有问题。他一方面表现为肥胖，以肚子大为主，大腹便便地来了。另一方面表现的就是出汗，出得稀里哗啦，开会出汗，吃饭出汗，在哪儿都见他在擦汗。而且因为打呼噜打得厉害，夫人都没法睡觉了。

其四，痰湿体质还有一种是易犯困。

那天门诊特别巧，来的那个人也是个胖子，是和上面说的于先生一起来调体的。他们都胖，但各不同。他是整天不想吃东西，也不太想喝水，全身没什么劲，整个人觉得很疲劳，懒得说话，只想找张床赶快睡觉。偶尔还会出现恶心、胸闷，总觉得痰很多。再看看舌苔很厚。这位先生，属于典型的痰湿困脾。

◆ 吃进去的食物代谢不了，痰湿就聚集了

痰湿体质是相对比较容易判别的一种体质类型，因为胖是它的一个特征性表现。就像前面说到的那么多人，各人有各样的痰湿。但他们都有一个共同点：都是胖子，很少或者说几乎没有见到过瘦的患者。

前面已经谈过了什么是痰湿体质，痰湿体质的人有些什么样的表现。还说到了什么是痰湿，怎么理解痰湿。现在，再来讲讲痰湿是怎么形成的。

首先，来看看人体的水液是怎么代谢的吧。在正常情况下，吃东西、喝水，这些饮食物进入人体以后，经过脾胃的消化吸收，变成一些精微物质，然后运输到全身各个器官组织，发挥营养功能。而这些精微物质里就包括津液，津液是人体内一切正常水液的总称，包括体液和正常的分泌物。而湿是怎么来的呢？湿就是因为吃进去的东西不能正常运化吸收，不能转化为人体可以正常利用的津液了。

所以，如果脾的功能出现了问题，水液和食物就变成了水湿，就会出现腹胀、腹满。而水湿停聚过多就变成了饮，饮积聚过多，又受到热邪的煎熬，就成了痰。因此，湿和痰息息相关，也就是"湿聚为水，积水成饮，饮凝成痰"。

脾运化不好了，饮食物容易堆积在腹部，所以痰湿的这种胖一定是以腹部为主的胖，腹部摸上去肥满松软。痰湿困脾了，津液输送障碍。因此，痰湿体质的人面色黄而且胖，颜色还黯，眼泡微浮，早上起床特明显。

如果吃进去的食物代谢不了，就会变成痰湿，从而聚集在体内。体内痰湿重的人就会出现皮肤油脂较多，尤其额头和鼻头皮肤特别容易油腻，出汗多，并且汗也是黏的；大便也不成形，黏黏糊糊的。此外，还会表现为口中黏腻，甚至嘴里有发甜的感觉，常伴有痰多、胸闷。痰湿体质的人常有舌体胖大，舌苔白腻，以及脉滑等表现。

◆ 父母的"胖"会遗传给子女吗

我们知道了痰是什么，湿是什么，也知道了痰湿是怎么形成的。下面，来看一看痰湿体质又是怎么形成的。

我们注意观察，周围的人或者家庭，要是有胖子的话，一定会有好几个，不会只是一个人胖，为什么会这样？是因为痰湿体质的形成和先天遗传密不可分，遗传是通过遗传基因来进行的。

科学家经过大量研究，已经在动物身上找到了"肥胖基因"，它可以在脂肪细胞里合成瘦素，用来调节食欲。如果在动物身上破坏了这个肥胖基因，就会使耗子变得肥头大耳。而且，在美国皮马部落印地安人和芬兰人中，就发现 β_3-肾上腺素能受体基因的缺陷与肥胖有关系，然而这种遗传基因的缺陷在其他肥胖人群中又不存在。

目前认为，肥胖的遗传并不仅仅取决于单个基因，很可能是多个基因相互作用的结果。而且多项科学研究证实，人体内确实存在导致肥胖的基因。从某种程度来说，胖瘦确是天生的。当然，并不是每个肥胖者的子女一定也发胖，但可能性比普通人的子女要大得多。

一般来讲，父母有一方肥胖的，子女肥胖的可能性有 32%～33.6%；父母双方均为肥胖的，子女肥胖的发生率就上升为 50%～60%。有一项研究调查了 2002 名肥胖儿童，有 72% 的胖孩子父母中至少有一人也肥胖。另外一项研究表明，肥胖者的一级亲属中，发生肥胖的机会比正常人群高一倍。所以，痰湿体质的形成有一定的遗传背景。

◆ 别让不良的饮食习惯"谋杀"了我们的健康

当然，我们也发现，有些肥胖并不是父母肥胖形成的。同一对父母的两个子女，一个胖，一个却瘦。这又是为什么？这主要是和后天的饮食习惯密切相关。

中国人有两大不良饮食习惯：①为了口味好，很多人在炒菜时多放油、多放糖。②喜欢吃油炸、油煎食物。

当前我国每人平均每天摄入 40 克油，而我国发布的《中国居民平衡膳食》宝塔中规定，油脂的摄入量每人每天不超过 25 克，而油脂和糖的摄入量过多会导致肥胖，久而久之，脂肪蓄积成痰湿了。

盐的摄入量过多也是中国人面临的一个问题。世界卫生组织发布的标准是每人每天盐的摄入量不超过 6 克，中国营养学会发布的标准是每人每天盐的摄入量不超过 10 克，但目前我国每人每天盐的摄入量达到 15 ～ 20 克。北方居民口味重，盐的摄入量更多。

中医认为咸入肾，肾主水，过咸伤肾，水湿泛脾，使液化障碍。盐的摄入量过高，会直接导致血压升高、脾胃失调、肥胖等。

肉类消费猛增，饮食结构西方化。在 20 世纪 80 年代，我国居民的饮食结构还是属于标准的东方膳食结构，粗粮、豆类、薯类、肉类食物都有一定的摄入量，但现在居民的饮食结构却出现了严重的西方化倾向，肉类、蛋类的消费剧增，肉类所占的比例至少比 20 年前高出一倍。肉类是高能量和高脂肪食物，摄入过多往往会引起肥胖。还有明知油炸食品不健康，却贪图味美，照吃不误。油条、麻花等油炸食品，烤羊肉串、熏鱼、熏肉等烘烤食品，除了会含有很多致癌物质以外，这些食品都是痰湿之物，吃得过多，痰湿便会聚集不化。

早餐太少，晚餐太饱，一日三餐分布不均。平衡膳食，要注意一日三餐分配合理，一般早、中、晚餐的能量分别占总能量的 30%、40% 和 30%。但现在的情况却是，很多人的早餐吃得太少甚至不吃，而晚餐却吃得太多、太丰盛。不吃早餐，上午的能量从哪儿来？晚上吃得太多不仅容易发胖，而且还会影响睡眠，吃得饱饱的，怎么能睡得着？导致气机不畅，脾胃运化功能减弱，吃的东西就无法正常运化，就变成痰湿在体内堆积。当痰湿堆积在体内不化的时候，就出现了体形肥胖，从而造成疾病的隐患。

◆ 让"三高"远离你

痰湿体质的人最主要的症状是肥胖，最主要的形成原因是脾胃的功能出现了问题。那么，对于痰湿体质，应该注意些什么呢？

我们都知道环境不一样，气候不一样，大自然的土壤成分就不一样。土壤不一样，生长的植物也是不同的。高血压、高血糖、高血脂的人就是具备了痰湿体质这样的共同土壤。什么意思呢？就是虽然看起来生的病不一样，没有什么联系，但它们都具备痰湿体质这样的体质背景。也就是说，痰湿体质的人容易发生代谢综合征这样的疾病。

据全国营养与健康调查技术工作组所做的专项统计，我国 18 岁以上人群中代谢综合征患病率已达 6.6%。其中男性患病率为 6.8%，女性患病率为 6.4%，患病人数为 6000 多万。城市和农村代谢综合征患病率差异很大，男性城市人群约是农村人群的 2 倍，女性城市人群约是农村人群的 1.3 倍。超重人群代谢综合征患病率是正常体重人群的 30 倍，肥胖人群代谢综合征患病率是正常体重人群的 76 倍。

在代谢综合征人群中，有糖代谢异常的为 45% 左右，有血脂异常的为 80% 以上，有血压升高的约为 90%。代谢综合征标志着人体多种代谢异常情况同时存在，包括糖尿病或糖调节受损、高血压、血脂紊乱、全身或腹部肥胖、高胰岛素血症伴胰岛素抵抗、微量白蛋白尿、高尿酸血症等。这些代谢异常大多是心脑血管疾病的重要危险因素。

所以，有痰湿体质倾向的人一定要引起高度重视，避免痰湿体质的出现，这是预防高血压、高血糖、高血脂、心脑血管疾病的最好方法。

◆ 谢顶的人是怎么了

门诊时，经常遇到来找我治疗秃头、谢顶的男人。

男人随着年龄的增长，掉头发、谢顶没什么可大惊小怪的，况且就是掉头发，身体没有什么不舒服。可他们为什么来找我看呢？一是因为不是每个男人都会谢顶，尤其是年纪轻轻的，没了头发影响自己的形象；二是谢顶意味着头发毛囊油脂分泌过多，是痰湿体质的一种特征性表现，时间长了，就很容易患上代谢综合征，血脂高了、血压高了、血糖高了，意味着身体开始走下坡路了。

通过调体用药，改善了痰湿体质，便将疾病从源头上清理了。

◆ 医院都难治的病——满身长脂肪瘤

前面讲到了无形之痰。无形之痰最常见的一个表现就是身上会长"痰核"，这是中医的叫法。而西医叫脂肪瘤，瘤体大小不等，小的如枣大，用手摸就可以摸到。脂肪瘤可以是一个，也可以多发，在身体体表的任何部位都可见到，但以肩、背、腹部为多见。

痰湿体质的人就容易长脂肪瘤。脂肪瘤可以动手术切除，长一个、两个可以切了，那全身都长，到处都长，大大小小的一堆，外科大夫就难了，难道一个一个挖了？那身体岂不是千疮百孔，而且挖了还会再长呀。

因此，治疗满身长脂肪瘤这种病的最有效方法，也是进行体质调养，调整痰湿体质。

◆ 胖子都属于痰湿体质吗

我们在前面讲了痰湿体质的人最大的一个特点就是肥胖，但并不是所有肥胖的人都是痰湿体质。我们日常生活中也可以见到有的人虽胖，但是肚子并没有凸显出来，他不是痰湿体质，而是肥胖的一种，四肢肌肉很匀称，皮肉紧凑，气血充盛，肌理致密，弹性很好。美国篮球巨星奥尼尔就是这样的，但他并不是痰湿体质。所以搞清楚了是不是痰湿体质，我们才能更好地调整偏颇体质。

◆ 吃也有讲究——痰湿体质宜忌食物大列表

痰湿体质的人在饮食方面宜清淡，应适当多吃一些能够健脾化湿的食物，可常吃的食物有冬瓜、荷叶、山楂、赤小豆、白萝卜、紫菜、海蜇、洋葱、薏苡仁、燕麦、白菜、苋菜、茼蒿、绿豆芽、海带等。

应少吃肥肉和甜、黏、腻的东西，比如蛋糕呀、点心呀。

酒类也不宜多饮，而且不能吃得过饱。

忌吃饴糖、石榴、大枣、柚子，且最忌暴饮暴食和进食速度过快，应限制食盐的摄入。

◆ 茯苓茯苓，吃了轻灵

茯苓对于痰湿体质的人来说是一个很好的药食同源的佳肴。茯苓利水渗湿、健脾、化痰，而且还宁心安神。

茯苓也有制成饼的食法。茯苓饼是用茯苓霜和精白面粉做成的薄饼，中间夹有用蜂蜜、砂糖熬熔拌匀的蜜饯及松果碎仁，其形如满月，薄如纸，白如雪，珍美甘香，风味独特。

关于茯苓饼的制食法，早在 800 年前的南宋《儒门事亲》中就有记载：茯苓四两，白面二两，水调作饼，以黄蜡煎熟。不过这种蜡煎的饼并不好吃。待到了清初，有人提出"糕贵乎松，饼利于薄"的主张，于是饼就越来越薄。

乾隆时期，山东孔繁台家制的饼"薄若蝉翼，柔腻绝伦"。还有"秦人制小锡罐装饼 30 张，叫做'西饼'"，也是很薄的。继而，人们又不满足于其淡而无味，随后便加用多种果仁、桂花和蜂蜜调制的甜馅，即用两张饼合起来，中间夹馅的茯苓饼。这种茯苓饼既桂香浓郁，又营养丰富，且有安神益脾之功。

相传，有一次慈禧太后得了病，不思饮食，厨师们绞尽脑汁，选来几味健脾开胃的中药，发现其中产于云贵一带的茯苓，味甘性平，且有益脾安神、利水渗湿的功效。于是，以松仁、桃仁、桂花、蜜糖为主要原料，配以适量茯苓粉，再用上等淀粉摊烙成外皮，精工细作制成夹心薄饼。慈禧吃后很满意，并常以此饼赏赐宫中大臣。因此，茯苓饼更是身价百倍，成了当时宫廷中的名点。后来，这种饼传入民间，成为京华风味小吃。

现今北京的茯苓饼，就是继承了由清宫御膳房流传出来的传统制法，在用料和加工上不断改进而制作出来的。那每张极薄的饼皮，宛如馅料的包装纸，且饼皮外表的模印图案清晰，精美别致，更富有艺术性，以其质佳味美而驰名全国。

茯苓改善痰湿很有效，但茯苓饼毕竟含有砂糖、蜂蜜，痰湿体质者不宜多吃，尤其是糖尿病人更不适宜。

现代研究发现，茯苓能增强机体免疫功能，能增加尿中钾、钠、氯等电解质的排出，有镇静及保护肝脏、抑制溃疡的发生、降血糖、抗放射等作用。

《奉亲养老书》中有一个药膳，即茯苓鸡肉馄饨。现代的做法是用茯苓 50 克，鸡肉适量，面粉 200 克制作。茯苓研为细末，与面粉加水揉成面团，鸡肉剁细，加生姜、胡椒、盐做馅，包成馄饨。茯苓补脾利湿，鸡肉补脾益气，姜、椒开胃下气，用于脾胃虚弱、痰湿困脾的人。

《太平圣惠方》里的茯苓麦冬粥，用茯苓 15 克，麦冬 5 克，粟米 100 克制成。粟米加水煮粥，二药水煎取浓汁，待米半熟时加入，一同煮熟食用，具有良好的祛痰除湿功效，特别适用于痰湿体质偏于痰湿内蕴和痰湿困脾的人。

◆ 痰湿体质的福音——来自薏苡仁最贴心的问候

薏苡仁是一味常用中药，又是一种普遍、常吃的食物，性味甘淡微寒，具有利水消肿、健脾祛湿、舒筋除痹、清热排脓等功效，为常用的利水渗湿药。

古代有一位富翁家的千金小姐，不知何故，皮肤没有弹性，油光满面，还粗糙得像海桐皮似的，经多方医治无效，以至年届 24 岁仍无人上门提亲，员外心急如焚。后听说用薏苡仁煮粥，可除此疾，于是每日早中晚各用 50 克左右薏苡仁煮粥，又用 100 克净苡仁米煎水给小姐当茶饮。半年后，小姐皮肤光滑如珠，细腻如玉，光彩照人。所以薏苡仁祛痰除湿的作用较好，而且营养丰富，苡仁米含蛋白质 16.2%，脂肪 4.6%，糖类 79.2%，是痰湿体质的人可以经常食用的。

《本草纲目》里记载了薏苡仁粥：用薏苡仁 50 克，粳米 200 克，加水煮成稀粥，每日食 1 ~ 2 次，连服数日。主要取薏苡仁补脾除湿的功效。还可以用薏苡仁 20 克，冬瓜子 30 克，粳米 100 克煮粥，因为冬瓜子也有化痰利湿的作用，两药在一起药效更好。

◆ 酸里带着那个甜的山楂也是好药

痰湿体质的人，不管是痰湿内蕴的，还是痰阻气道，或者痰湿困脾的，都可以适当吃一些山楂。冰糖葫芦其实就是山楂做的。

有这样一个传说故事。南宋绍熙年间，宋光宗最宠爱的黄贵妃生了怪病，她突然变得面黄肌瘦，不思饮食。御医用了许多贵重药品，都不见效。眼见贵妃一日日病重起来，皇帝无奈，只好张榜招医。一位江湖郎中揭榜进宫，他在为贵妃诊脉后说："只要将'棠棣子'（即山楂）与红糖煎熬，每次饭前吃 5 ~ 10 枚，半月后病准会好。"于是龙颜大悦，命如法炮制，贵妃按此方服用后，果然如期病愈。

后来，这酸脆香甜的山楂传到民间，就成了冰糖葫芦。山楂含多种维生素、山楂酸、酒石酸、柠檬酸、苹果酸等，还含有黄酮类、内酯、糖类、蛋白质、脂肪和钙、磷、铁等矿物质，所含的解脂酶能促进脂肪类食物的消化。

所以，痰湿体质的人适合吃山楂，最好的就是山楂茶。用山楂 300 克，干荷叶 100 克，薏苡仁 50 克，甘草 30 克。将以上几味药共研细末，分为 10 包，每日取一包沸水冲泡，代茶饮。

◆ 吃得越少就越能减肥吗

摄入的能量要适合人体所需，不能随意减少，身体需要吃东西来补充能量，否则身体会受不了。在一般情况下，夏天天气比较热，需要的能量少一些；进入秋冬后，天气较冷，人体需要的热量就要相对增加。另外，男女性别不同，所需能量也是不同的。

男性根据体力劳动的轻、中、重来分：要求轻劳动者，一天摄入能量不能低于 1600 千卡；中等劳动量者，不能低于 1800 千卡；重体力劳动量者，不能低于 2100 千卡。女性按轻、中、重体力劳动量来分，则摄入的能量分别为 1400 千卡、1600 千卡和 1800 千卡。

能量不足会导致低血糖，严重者会引起大脑细胞损害。肥胖了，是因为机体的脾胃运化不好了，不能很好地消化吸收了。单纯的不吃东西只是减少了机体的能量，并没有减少脂肪的堆积。

◆ 四种食疗方，调治"痰湿"体

山药冬瓜汤是痰湿体质人最常用的一个药膳。用山药 100 克，冬瓜 100 克至锅中慢火煲 30 分钟，调味后即可饮用。本品可健脾利湿，特别适合痰湿体质有困倦、乏力表现的人。

赤豆鲤鱼汤也可以选用。将活鲤鱼 1 条（约 1000 克）去鳞、鳃、内脏，用赤小豆 30 克，陈皮 15 克，辣椒 10 克，草果 10 克填入鱼腹，放入盆内，加适量料酒、生姜、葱段、胡椒，食盐少许，上笼蒸熟即成。本品健脾除湿化痰，适用于痰湿体质见疲乏、食欲不振、腹胀者。

芡实莲子苡仁汤也是一个不错的药膳。用排骨 1000 克，芡实 30 克，莲子 30 克，苡仁 30 克，陈皮 15 克，姜 1 块制作。首先把芡实、莲子、苡仁放在清水里浸泡清洗，再把排骨剁成小块，水开之后，焯一下，然后把排骨、芡实、莲子、苡仁、陈皮和姜全倒进砂锅里，用大火煮开后，改用小火炖 2 个小时，最后放一点盐，这道芡实莲子苡仁汤就可以食用了，这个汤有健脾利湿的作用。

青鸭羹也是一个很好的选择。用青头鸭 1 只，苹果 1 个，赤小豆 150 克，食盐、葱各适量。将青头鸭宰杀洗净，去内脏，赤小豆淘洗干净，与苹果一起装入鸭腹，入砂锅，加水适量，文火炖至鸭熟烂时，加葱适量、盐少许即成。空腹饮汤食肉，健脾开胃，利尿消肿，而且还可减肥。

◆ 不同季节如何保养自己

痰湿体质的人，机体内痰多了，湿也多了，所以对梅雨季节及湿环境的适应能力差，不能耐受潮湿。湿气的性质是重浊的，所以会阻塞人体的气机，会伤到阳气。

我国长江中下游地区，通常每年六月中旬到七月上旬前后是梅雨季节。天空连日阴沉，降水连绵不断，时大时小，所以流行着这样的谚语："雨打黄梅头，四十五日无日头。"持续连绵的阴雨、温高湿大是梅雨的主要特征。痰湿体质的人最怕过的就是梅雨季节。应该避免外湿伤身，尽量离开潮湿的地方。

如果条件允许，可使用抽湿机或在墙角放置干燥剂，保持室内湿度适中；阴雨天气时，注意关闭门窗，等到天晴后及时打开门窗，保持空气流通。有空调的用户，可采取降温、抽湿的方式，将气温降至 23～26℃，相对湿度降为 50%～60%；如没有空调，则可通过采光、关启门窗（适时通风）等手段，调节居室温湿度，以祛除湿气；外出时，携带雨具以防淋雨；出游时，不要坐在阴冷潮湿的地方。

注意安排作息时间，克服阴雨潮湿天气对痰湿体质人的影响。可以根据天气预报采取适当的预防措施，室外水气太重时，就不去户外活动。

天气有雾，空气中的湿气就重一些，人在这个时候会特别想睡觉，睡觉的时间也会相应地延长。痰湿体质的人就要特别注意，午休的时间不能过长，以免因天气的外湿和机体的内湿结合，进一步阻遏气机。

一般来说，二月份正是过春节的时候，家家户户吃团圆饭，亲朋好友也在此时大量聚会，此时人们会摄取大量的肉食。而痰湿体质的人就特别要注意了，尽量少吃肥甘厚味的东西，可以多吃一些时鲜果蔬，并随季节变化来调整饮食。

痰湿体质的人体内痰和湿的聚集主要就是因为脾胃的运化功能不好了，所以固护脾胃是首要任务。脾胃疾病存在鲜明的季节特点。春夏之交，温暖多风，虽然气候已逐渐变暖，甚至炎热，但也会受到突如其来的风雨变化而着凉受寒，而寒气又十分容易直中脾胃。因此，即使是在气候逐渐变暖的情况下，对胃部做好必要的保暖工作也是很重要的。

长夏季节更应该注意规律生活，注意劳逸结合。因为白天越来越长，人们容易过度劳作，过劳则伤脾，所以要注意生活调养以保护正气。晚上应当避免熬夜，这不仅因为夜间工作与白天相比更加伤神劳血，而且因为昼夜的变化对人的胃肠功能也存在着显著的影响。

夜间工作过晚会使胃肠的神经内分泌失调，产生一系列的胃脘不适、消化不良、嗳气等症状。所以，应顺应睡眠、清醒的自然规律，使人体通过合理的睡眠在体能上得到补充，有利于对胃肠免疫和动力等功能的恢复。这对于痰湿体质的人来说是非常必要的。

天气晴好时，痰湿体质的人应该多进行户外活动，享受日光浴，以舒展阳气，通达气机。多洗热水澡，程度以全身皮肤微微发红、通身汗出为宜；穿衣尽量保持宽松，面料以棉、麻、丝等透气散湿的天然纤维为主，这样有利于汗液蒸发，祛除体内的湿气。

◆ 适合的就是最好的——痰湿体质的人应这样锻炼

痰湿体质的人，身体总觉得沉重，特别容易疲倦，所以要根据自己的具体情况循序渐进，长期坚持运动锻炼，如散步、慢跑、乒乓球、羽毛球、网球、游泳、武术，以及适合自己的各种舞蹈。气功方面，以站桩功、保健功、长寿功为宜，加强运气功法。

痰湿体质的人体形肥胖，与高血压、高血脂、冠心病的发生具有明显的相关性。因此，一切针对单纯性肥胖的体育健身方法都适合痰湿体质的人。俗话说"一口吃不成胖子"，同样"一动也不会就变成瘦子"。

许多人认为，节食是一种更为简便的减肥法，因为它不影响正常的生活起居，不需要作出太大的努力，常常被人们视为减肥的捷径。其实，最佳的减肥法是体育锻炼和饮食节制相结合，因为它们比运用一种方法更能快捷有效地减肥。从长远看，要想成功地、持久地控制体重，避免减肥后的"反弹"，就必须养成体育锻炼和饮食节制的习惯，形成一个崭新的、充满生命活力的生活方式。运动的目的是为了减肥，但减肥并非越快越好。美国莫尔豪斯博士认为，体重每周减轻 1 磅（1 磅＝ 0.4356 千克）以上，简直等于自杀。

迅速减肥，无异于把肉从身上撕下来，既有害又无必要。不论是散步、做操，还是打球、练拳，都要持续一段时间，最好是每次 30 分钟左右。当然，最初的持续时间可短些，每次 5 ～ 10 分钟，以减少运动损伤的发生和缓解锻炼初期机体的酸痛反应。因为痰湿体质的人耐热能力差，还要注意环境的选择，所以尽量避免在炎热和潮湿的环境中锻炼。

痰湿体质的人应加强机体物质代谢的过程，适当促进能量的消耗，应尽量选择低强度、长时间、不间断、有规律的运动项目，有氧运动很适合痰湿体质的人。所有中小强度、较长时间的全身运动都属于有氧运动，比如划船、游泳、爬山、跑步、蹬自行车等。无论进行何种运动项目，都要循序渐进，最终达到每次锻炼时间持续在 60 分钟。

运动时间应当在下午 2：00 ～ 4：00，阳气最旺盛的时候，运动环境温暖宜人，不要在寒冷的环境中锻炼。对于体重超重，陆地运动能力极差的人，应当选择游泳进行锻炼。

◆ 不花钱、不节食，也能帮你瘦下来——便捷减肥操

腹式呼吸练习1～2分钟。取立位姿势，足开立，吸气时两臂上举外展，呼气时还原，同时缓慢用力收缩腹肌。

原地踏步练习3～5分钟。尽力高抬腿，逐渐加快频率。

放松练习1～2分钟。放松肩部，两手叉腰。

蹲起练习2～3分钟。足开立，下蹲时膝关节屈曲角度不低于60度。

仰卧起坐练习2～3分钟。取仰卧姿势，两腿分开与肩同宽，脚掌着床，练习时双臂伸直上举至头两侧，然后靠惯性尽力起坐。完成起坐有困难者，可在床的足端系一条绳子，两手握绳起坐。

燕式平衡练习2～3分钟。取俯卧姿势，吸气时尽量抬头挺胸，同时双臂后伸，呼气时放松还原。

直腿抬高练习2～3分钟。取仰卧姿势，吸气时双腿尽力抬高至45度，呼气时放松还原。

动力呼吸练习1～2分钟。取仰卧姿势，吸气时双手上举外展，呼气时两手放在身侧。

◆ 过度锻炼会越练越胖

痰湿体质的人一般身体肥胖，而减肥是当务之急，但有些运动方式是不适合减肥的。美国亚特兰大的运动专家乔迪·布雷弗曼指出，过度的运动反而会加重肥胖。这是因为虽然运动是有好处的，但它也是一个压力源，过多的这种压力可能是有害而非有益的。当你的身体一直处于过于强烈或频繁运动的巨大压力之下，而身体又没有得到足够时间来恢复时，就会发生过度训练，这会对身体造成很多不良的影响，从而加重肥胖。这些不健康的影响

包括多个方面：首先是强烈的疲劳感和饥饿感，这反而会增加对食物的渴望，特别是对甜食和咖啡因的渴望；其次，过度的锻炼会引起焦虑和压力，并且会影响睡眠；第三，过度锻炼会影响机体内分泌情况，比如引起过高的皮质醇水平和胰岛素水平，并且也会导致甲状腺激素水平降低，以及其他的激素失衡。以上这些因素都会导致体重增加。

◆ 活跃，生活才会精彩——痰湿体质的精神疗养法

讲到这里，我们已熟悉痰湿体质这个概念了。那么，痰湿体质怎么调养呢？总的来说，痰湿体质的人饮食宜清淡，环境忌潮湿，运动宜渐进。

平时可以多听一些激情高亢的音乐，多看一些表现力量、对抗性强的体育比赛，行为上应改变过去久卧、久坐，久躺的习惯。痰湿体质的人由于形体臃肿，就是不爱动，和脾气很急躁的阴虚体质的人完全不一样。

痰湿体质的人要改变一下自己的情怀，要变得活跃一些，利索一些，轻松一些，这样才有利于改变痰湿这种体质状态。

痰湿体质的人除了胖以外，还有一大特点就是慢悠悠的。应适度地让自己紧张起来，在做事的过程中要注意培养自己的魄力、决断能力，不能优柔寡断。自己要严格按照计划去做，不要拖拖拉拉的，也就是我们经常说的年轻人做事要利索，别弄得和老头、老太太没两样。前面也讲过，痰湿体质的人，一般来说脾胃的运化功能不好，要适当运动。

◆ 两大穴位为你消除痰湿

痰湿体质的人，需要化痰祛湿。具有健脾化痰作用的穴位中，最常用的是丰隆、足三里。

丰隆，原意是指古代神话中的雷神。这个穴位挺有意思，丰隆是一个象声词，假借轰隆打雷的声音。按摩这个穴位能够把脾胃上的浊湿像打雷下雨

一样排出去。《淮南子·天文训》里面就说过："季春三月，丰隆乃出，以将其雨。"丰隆出自《灵枢·经脉》，穴在伸趾长肌外侧和腓骨短肌之间，因此处肌肉丰满而隆起，所以叫丰隆。

丰隆穴主要是化痰湿，和胃气。它在外踝上 8 寸，胫骨前缘外侧 1.5 寸的胫腓骨之间（图 5-1）。这个穴位可以这样找：从腿的外侧找到膝眼和外踝这两个点，连成一条线，然后取这条线的中点；接下来找到腿上的胫骨，胫骨前缘外侧 1.5 寸，大约是两指的宽度。可以用拇指或中指端按揉，只要是痰湿体质的人都可以选用这个穴位。

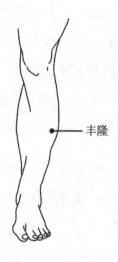

图 5-1　丰隆穴

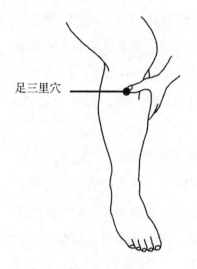

图 5-2　足三里穴

足三里穴是"足阳明胃经"的主要穴位之一，有补益脾胃、健脾化痰的作用，是一个强壮身心的大穴。找这个穴位时，要正坐屈膝，由外膝眼向下量 4 横指，在腓骨与胫骨之间，由胫骨旁量 1 横指处就是足三里（图 5-2）。指揉时，拇指指面着力于足三里穴位之上，垂直用力，向下按压，按而揉之。一般每天 2 次，每次 3 分钟，也可艾灸。

◆ 名方为你调体——最适合痰湿的四个成方

对于痰湿体质，也可以服用一些市面上的中成药。痰湿与肺脾肾三脏关系最为密切，故重点在于调补肺脾肾三脏。

痰阻气道者，当宣肺化痰，选用二陈汤或异功散。

痰湿困脾、痰湿内蕴者，当健脾化痰，选用六君子汤或香砂六君子汤。

◆ 两种药茶最能化痰祛湿

药茶1：半夏5克，陈皮5克，茯苓5克，甘草3克，泡水当茶饮，每天适量频服；或用荷叶15克，泡水当茶饮，每天适量频服。此茶可有效调理痰湿体质。

药茶2（自拟）：白术10克，苍术10克，黄芪15克，防己10克，泽泻10克，荷叶10克，橘红10克，蒲黄10克，鸡内金10克，加水500毫升煎煮。每天服2次，每次150毫升，可有效化痰祛湿。

王琦教授门诊堂

病例1：熊先生，39岁，身体一直很好，但最近单位体检时，发现血脂偏高了。没查吧没事，一查发现有问题了，自己就重视起来，开始琢磨自己的身体，的确发现身体有些变化。比如头发变少了，一梳头就掉得厉害；还发现自己打呼噜变得厉害了，只要一躺下，就呼噜声震天；发现下眼睑也轻微地有些肿了。

分析解答：这是典型的痰湿体质，偏于痰阻气道。从疾病与体质的角度来看，痰湿体质是高血压、高血脂、高血糖等代谢性疾病的共同土壤，现在只是血脂高了，但应及时调体，防止血压、血糖升高。可以用我自拟的化痰祛湿方来调整痰湿体质。

处方：白术10克，苍术10克，黄芪10克，防己10克，泽泻10克，荷叶10克，橘红10克，蒲黄10克，鸡内金10克，加水500毫升煎煮。每天服2次，每次150毫升，可有效化痰祛湿。

病例2：有个小男孩，12岁。胖得不得了，身高154厘米，体重就有140多斤。他的妈妈带着他来找我，说这小男孩连喝水都胖，而且还挺着个大肚子。同学们都笑话他，现在小孩都变得抑郁了，不爱说话了，因胖而致郁了。他妈妈很着急，以为他身体哪儿出问题了，去了好几家医院，结果也没查出什么问题来。我问了问小男孩，平时生活中爱吃什么，他就告诉我，除了甜的、黏的、腻的，什么都不爱吃。平时喝水都觉得在长肉，说是吃出来的肥胖吧，胃口还不好，不想吃东西。

分析解答：这个小男孩是典型的痰湿体质，体内痰湿内蕴，所以特别胖。此外，这个小男孩还有脾胃运化不好的问题，所以他虽然胖，但胃口不好，爱挑食偏食。这种情况一定要调体，平常让他吃点六君子汤，可以健脾化湿，改善痰湿体质。

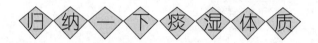

归纳一下痰湿体质

【定义】痰湿凝聚，以形体肥胖、腹部肥满、口黏苔腻等痰湿表现为主要特征的体质类型。

【成因】先天遗传，或后天过食肥甘。

【体质特征】

形体特征：体形肥胖，腹部肥满松软。

常见表现：面部皮肤油脂较多，多汗且黏，胸闷，痰多。

其他表现：面色暗黄，眼泡微浮，容易困倦，口黏腻或甜，身重不爽，喜食肥甘甜黏，大便正常或黏滞。平素舌体胖大，舌苔白腻，脉滑。

心理特征：性格偏温和，稳重恭谦豁达，善于忍耐。

发病倾向：易患消渴、中风、胸痹等病证。

对外界环境适应能力：对梅雨季节及潮湿环境适应能力差。

第六章　湿热体质，长痘
养生调体——让你清利身爽

很多人对于痘痘并不陌生，也都有过长痘的经历，痘痘大多发生于青年人，因此被称为"青春痘"。然而，我们有时也可以遇到一些四十多岁，甚至是五十多岁的人也在长痘，这究竟是为什么？

阅读本章，有助于解决以下5个问题：

- 我四十多岁了为啥还长痘啊
- 口臭、白带过多是哪儿出了问题
- 哪些人容易患胆囊炎
- 大量用苦寒药祛湿热有什么恶果
- 湿热体质者吃什么好

◆ 他的皮肤为啥那么干净？痘痘带给我的烦恼

每个人都青春过，回忆起青春岁月，除了青涩往事以外，就是青春留下的印迹，青春痘让人记忆犹新。几乎一半以上的人都曾经为青春痘烦恼过，为此也到医院找过医生。

我们听说最多的就是因为湿热了，所以长青春痘。如果去看过中医，可以回忆一下医生给我们开的方子，里面是不是有金银花、菊花等一些清热解毒的药呢？

据统计，11～25岁青少年的发病率达80%以上，25～35岁青年人的发病率达15%以上。其实，生活中也可以发现一些无痘族，绝不会为了长痘而烦恼，非常干净的皮肤总是让人羡慕。

大家都是处在青春期，都是年轻人，为什么有"战痘一族"，为什么还有"无痘一族"？这就是体质的问题，体质不同了，所以机体的表现各异。现在来说一说湿热体质，也就是俗称的长痘派。他不长痘，因为他不属于湿热体质；你长痘，因为你属于湿热体质。

◆ "湿热"并存是患病前兆

什么是湿热体质呢？就是以湿热内蕴为主要特征的体质类型。什么是湿？又什么是热？让我们先来认识一下。"湿"，偏旁是三点水，在字典里面的意思就是沾了水或是含的水分多，与干是相对的。比如经常说的一个词——潮湿，还有湿润等都是这个意思，也就是大家理解的湿。其实我们所说的湿，有外湿和内湿的区分。

大家一般理解的是狭义湿，也就是外湿。这个外湿指的是气候潮湿或涉水淋雨或居家潮湿，使外来水湿入侵人体而引起的，也是自然界中风、寒、暑、湿、燥、火六种气候因素之一。湿还有一个广义的概念，就是指的内湿。

内湿就是机体的湿。它是一种病理产物，常与消化功能有关。中医认为，脾有"运化水湿"的功能，若体虚消化不良或暴饮暴食，吃过多油腻、甜食，那脾就不能正常地"运化"，使"水湿内停"；而且脾虚的人也易招来外湿的入侵，外湿也常困阻脾胃，使湿从内生，所以两者既独立又关联。

再来看看什么是热。热这个词在生活中使用非常频繁，热和温度高是有联系的，与冷是相对的。热也是一种致病邪气，比如便秘了，嗓子疼了，烦躁不安了，长痘了，就会经常说我们体热了，它是一种热象。

而湿热中的热是与湿同时存在的，长夏季节那种又闷热又潮湿的环境，很多人都体验过，是非常不舒服的。当湿与热合并入侵机体，或者因为湿久留，不能去除而化热，或者因为机体本身是偏于阳的，湿也会从阳化热。湿与热同时存在是很常见的。好像村庄里的柴火垛子，下雨以后，垛子堆会冒出袅袅热气，手伸进去就可以感觉到烘热。身体里出现了湿热，就预示着身体偏离了平和体质，成为偏颇体质，就比较容易患病了。

◆ 看看自己有湿热体质的典型症状吗？

天气潮湿闷热了，也许暴风雨马上就要来临。同样地，如果身体被湿和热缠住了，我们也会出现很多的不舒服，会变得烦躁不安。那这种湿热体质的人会有一些什么样的表现呢？

这类人平时经常面部油光，用吸油纸一擦，有很多油出来，所以就容易生痤疮、粉刺。痤疮又叫青春痘，就是因为体内湿热聚集了，阻塞了毛囊和皮脂腺，然后发炎所引发的一种皮肤病。在青春期的时候，体内的荷尔蒙会刺激毛发生长，促进皮脂腺分泌更多的油脂，再加上湿热体质，毛发和皮脂腺因此堆积许多物质，使油脂和细菌附着，所以长了很多青春痘。其实，青春痘也不一定只长在青少年的身上，我们后面还会讲到这个问题。由于湿的性质是重着的，向下的，所以男的还会经常出现阴囊潮湿，阴囊老觉得出汗，湿湿黏黏的，甚至有的人都为此抑郁了。女的就会出现白带量比原来增多，颜色黄，质地也变得稠厚黏着。

有的湿热体质的人来找我看病，一看上去就很明显。为什么？眼睛发红，有很多红丝，而且还很干涩，平时容易口干口苦，但是不像阴虚体质的人那样要经常喝水。有湿了吧，所以老觉得身体发沉，还很困倦。大便要么是干燥的，要么就是黏滞的，很不好解，很少会出现拉肚子的现象。有热了，小便量自然不会多，有时候还会觉得尿热，就像有人说的尿道也会发烫。再看看舌头，舌质是偏红的，上面的苔一般情况都是黄腻的，黄就是有热了，腻就是有湿了。脉是滑利的，跳的次数很快。

湿热体质的人还有一个很重要的特征，就是老觉得心情很烦躁，做什么事都很急躁，脾气还很大，很容易发火。这点和阴虚体质的人有些类似。所以湿热体质的人很容易长疮、长疖。由于湿和热在人体内缠绵不休，再加上外界的湿，那就更不舒服了。因此，湿热体质的人对湿的环境，气温偏高的环境，尤其是夏末秋初或者长夏季节湿热交蒸的时候，就比较难适应。

◆ 长痘、口臭、带下过多是哪儿出了问题

湿热体质的人，一般表现为以下两个方面。

一方面湿热体质主要表现在湿热内蕴上，最常见的就是长青春痘。

青春痘，又叫粉刺，医学上称为痤疮。痤疮因多发于青春期男女而被称为"青春痘"。很多人认为，"青春痘"是年轻人的专利，其实不然。青春期是痤疮的高发阶段，但青春期的结束并不意味着青春痘也会跟着结束。有统计显示，目前非青春期长痤疮的发病率已占到近40%，以女性患者居多。甚至有些妇女在青春期并没有长痤疮，反而到了成年后才长痤疮，也就是后青

春期痤疮。

经常可以见到三四十岁的妇女脸上还会长痘。这里说的后青春期痤疮，一方面和现代医学所说的内分泌失调、雌性激素减少有关，而另一方面就和中医所谓的湿热体质密不可分。所以治疗这种后青春期痤疮的方法，除了调节内分泌，最重要的就是调理湿热体质。

有个男孩，高考完了，分数很高，他是奔着清华大学去的，想着马上就要进入理想的大学，开始一种全新的生活。这时候他关注起自己的身体来了，痘长得很厉害，脸上被抠得都留下了疤痕。西药、中药吃了不少，外用的、内服的也试了很多，可就是不太见效。

他找我来了。我问了问情况，除了长痘以外，还脾气暴躁，经常发火。家里的人原以为是高考压力大造成的，所以也没管，可是现在考完试了，火气还是那么大。再一看舌苔，很黄也很腻。这就是标准的、非常典型的湿热体质偏于湿热内蕴的。

还有一种典型的湿热体质偏于湿热内蕴的。

陈某，28 岁，是来北京打工的一个东北女孩。按照她们家乡的习俗，这个年龄早应该结婚生子了，可她还是单身一人在北京做着酒店服务员的工作。她很苦恼，男朋友谈一个分一个。为什么？就是因为口气大，口臭，觉得只要她待过的地方都有臭味。所以她不敢和别人说话，怕人嫌弃，时间长了，自己都抑郁了。

说着说着，她就在诊室里唉声叹气起来。我再一看，脸很油，我拿一张白纸贴在她脸上一擦，白纸上都透着油印。平时还会口干口苦，可又不太喜欢喝水。她最受不了的就是北京的夏天，又热又湿，雾很大。这也是一种湿热体质。

湿热体质的人还会表现在湿热下注上，这种情况男女都有。

有位男士，已过四十，来找我还很不好意思，为什么呢？再三询问后，他才说出自己总觉得阴囊湿漉漉的，老在出汗。而且他在排尿时，感觉尿道有灼热感。平时早上起来口干口苦，脾气很大，动不动就发火，自己说也不是故意生气，可总是莫名其妙地发火，怎么都克制不住。

另外一个病例，是关于女同志的。陈某，26 岁。刚结婚没多久，正在享受蜜月，在欢快之余却有几分烦恼，就是带下变得很稠，颜色发黄，有时还有些异味，每天都要洗澡换短裤才觉得舒服。原先以为是结婚后性生活过于频繁，以为得了什么妇科病，结果到医院检查，什么带下、衣原体、支原体、宫颈、霉菌、滴虫等都查了个遍，没什么问题，指标都是正常的。

我仔细问问，那位女士就说平时经常头晕，就像有东西裹着一样。再看她的舌头，舌红苔黄微腻，脉滑数。

以上是几例典型的湿热体质，是需要调体的。

◆ 湿就是因为吃进来的东西不能正常运化吸收了

湿热体质是在日常生活中比较常见的一种体质类型。因为这种体质所表现出来的特征是很明显的，长痤疮、阴囊潮湿。前面谈到了什么是湿热体质，湿热体质的人会有些什么样的表现，还说到了什么是湿热，怎么理解湿热，现在我来讲讲湿热是怎么形成的。

湿和水有关。而热很容易伴随着湿胶结在一起，也就是粘合在一起，就像用油和面一样。这个大家应该很好理解。比如到夏季的时候，我们除了感觉热以外，就是感觉到湿气很重，汗液黏黏糊糊的，有时候闷得让人喘不过气来，这就是我们经常说的桑拿天。

桑拿天就是湿和热胶着在一起的时候，长夏季节最明显。打开一本日历，可以发现长夏涵盖了小暑、大暑、立秋、处暑四个节气，湿热蒸腾是长夏典型的物候特征，尤其表现在我国南方地区，如成都、广州等地区。所以长期在这样湿热环境中生活的人就比较容易受到外来湿热的侵袭，是湿热体质形成的一个催化剂，这是其中一方面的原因。

另一方面，人们平时在湿热季节的时候有一个最明显的感觉就是胃口不好了，不怎么想吃东西了。这是为什么？因为胃口和脾胃的功能密切相关。《素问·脏气法时论》中说过"脾主长夏"，就是说，脾容易被长夏的湿邪所困。脾的特性就是喜燥恶湿，所以如果经常饮酒过量、过食生冷食物，影响了脾运化水湿的功能，时间久了，必然是湿热混杂，缠绵难解。前面在讲痰湿体质的时候说过湿是怎么来的了，湿就是因为吃进来的东西不能正常运化吸收了，不能转化为人体可以正常利用的津液了。如果脾的功能出现了问题，水液和食物就变成了水湿，这个时候机体是阳热之体，体内有热，湿就会和热缠绵不休。

◆ 改变湿热体质可以从胎教开始

现在来看一看湿热体质是怎么形成的，是什么造成了湿热体质。

体质的形成既有先天因素，也和后天密不可分。父精母血在孕育胎儿时就蕴含了先天因素在里面，父母的体质好，那小孩先天因素就很好；如果父母体质薄弱，小孩必然先天不是那么好，所以就会出现很多小孩体弱多病的现象。我们可以发现，不是每一个人都满脸长青春痘的，也不是每一个人都不能吃火锅、吃烧烤，这是为什么？这就和先天有密不可分的关系。

元代著名医家朱丹溪说过"母寒则儿寒，母热则儿热"。什么意思呢？就是说母亲体质是偏寒的或者偏热的，那么胎儿也会受到影响，也就是经常说的胎传问题。

很多小孩为什么刚生下来没多久，就会出现口疮，出现湿疹？就是因为在母体里的时候就受到了湿热的影响。

古人认为，胎儿在母体中能够受到孕妇情绪、言行的感化，孕妇必须谨守礼仪，给胎儿以良好的影响，名为胎教。胎教一词源于我国古代，最早出现在汉代，那时胎教的基本含义是孕妇必须遵守的道德和行为规范。《列女传》中记载太任怀周文王时讲究胎教事例，一直被奉为胎教典范，并在此基础上提出了孕期有关行为、摄养、起居等注意事项，如除烦恼、禁房劳、戒生冷、慎寒温、服药饵、宜静养等节养方法。这样可以达到保证孕妇身体健康，预防胎儿发育不良，以及防止堕胎、小产、难产等目的。

而今胎教的范围也有所扩大，包含了纠正母体偏寒、偏热体质的方法。所以准妈妈们在孕育胎儿时候一定要从饮食上、起居上注意，防止湿和热的生成，根除胎儿形成湿热体质的隐患。

◆ 酒是形成湿热体质的推手

中国是酒的故乡，在中华民族 5000 年的历史长河中，酒和酒文化一直占据着重要地位。酒是一种特殊的食品，是属于物质的，但酒又融于人们的精神生活之中。

在几千年的文明史中，酒几乎渗透到社会生活中的多个领域。杜甫在《饮中八仙歌》里说："李白斗酒诗百篇，长安市上酒家眠，天子呼来不上船，自称臣是酒中仙。"还有苏轼在《和陶渊明饮酒》中有"俯仰各有志，得酒诗自成"。酒醉而成传世诗作，这样的例子在中国诗史上俯拾皆是。

不仅做诗如此，在绘画和中国文化特有的艺术书法中，酒神的精灵更是活泼万端。"吴带当风"画圣吴道子，作画前必酣饮大醉方可动笔，醉后为画，挥毫立就。"元四家"中的黄公望也是"酒不醉，不能画"。

但是酒也带来了很多的危害，酒就是湿热体质的推手。酒是米、麦、玉米、高粱等和酒曲酿成的一种饮料，就是水做的，本身也是湿的，是发酵而成的，会产热。所以，酒是湿热互酿而成的，长期饮酒或者饮酒过量都会酿生湿热。

酒进入胃里，会有灼烧的感觉。酒中湿热太重，饮酒后痘长得更厉害了，湿疹更严重了，阴囊更潮湿了。所以劝君莫贪杯中物，已有饮酒习惯的中年人应限制及减少饮酒量；节假日或亲朋相会时以饮低度酒为宜，已有心血管疾病的患者一定要戒酒，儿童及青少年更不宜饮酒。我们要时刻警惕酒带来的危害，酒就是形成湿热体质的推手。

◆ 湿热体质者易患湿疹

湿疹，大家都了解吧。湿疹是一种常见的、由多种内外因素引起的、表皮及真皮浅层的炎症性皮肤病，表现为瘙痒、皮肤损害和反复发作的特点，可发生于任何年龄、任何部位、任何季节。

中医把湿疹称作"浸淫疮""旋耳疮""绣球风""四弯风""奶癣"等。近年来，湿疹的发病呈上升趋势，这可能与气候环境变化、大量化学制品在生活中的应用、精神紧张、生活节奏加快、饮食结构改变等有关系，但并不是每一个人在这样的环境中都会出现湿疹，归根结底还是湿热体质在作祟。

湿疹如果是迁延失治或治不得法，可出现急性期向慢性期转变，迁延多年。湿疹会给患者带来很严重的精神负担，因为皮肤病长在表面，看得见，摸得着，加上湿疹有糜烂、渗液、脱屑或色素沉着的问题，易使人产生心理障碍。

与湿疹患者接触的家属或同事怕传染，有的人疏远或者与病人隔离，逐渐给病人在精神上造成负担，使他们不愿意与人接触，甚至有的人因此还得了抑郁症。湿疹这个病还特容易反反复复地发生，饮食上和生活起居上稍微不注意，就容易复发。如果不改变湿热这种体质状态，湿疹也是防不胜防的。

◆ 身体发来的"鸡毛信"——口腔溃疡

湿热体质的人除了容易生痤疮以外，还容易生口疮。

口疮是较为常见的口腔黏膜溃疡病，很容易复发，发病者以成年人为多。溃疡易发的部位，通常在嘴唇内侧、舌的边缘，以及口底和颊部的黏膜。症状是突然发作，先出现圆形或椭圆形的溃疡，感觉像火灼样的疼痛。每当唇部或舌头运动时就会发生疼痛，特别是在吃饭、说话时更痛。唾液的分泌量有时也会增多，病人很痛苦。口疮常为 1～2 个孤立的溃疡，但严重的时候也可能出现很多。

引起口疮的原因有很多，而湿和热也是主要的因素之一。其实生口疮的人也很多，如工作压力很大的人，经常应酬、喝酒的人，或者喜欢吃辛辣之品的人，因为这些生活方式都会酿成湿热。口疮也是亚健康的一个表现，是身体发来的"鸡毛信"，所以大家一定要重视。

◆ 胆囊炎与湿热体质有关

大家可能没有想到吧，湿热体质和胆囊炎、黄疸也有密切关系。

胆囊是机体的一个重要脏器，胆道系统除有分泌、输送胆汁的作用外，还具有贮存、浓缩胆汁的作用。这一功能主要是通过胆囊来完成的。

得了胆囊炎的病人，会觉得前胸后背又满又闷的，嘴里发苦，吃什么都觉得苦，还腹胀、食欲不振、恶心。这些症状为什么会出现呢？这就不得不提湿热体质了。

人体内的湿热重，湿热侵犯了肝胆，而肝胆负责疏泄，这个时候疏泄的功能就失常了，就像堵塞的河道，不流动了，像堵车的环路不能交通了。腹部胀满，郁结再化热，所以就会出现舌头质地红，舌苔又黄又腻，一派湿热之象。胆气降不下去，只能往上升，口就苦了。湿热熏蒸肝胆，导致胆液外泄，还会引起黄疸。

湿热郁结在脾胃，导致脾胃升降功能失调，所以出现了食欲下降、恶心腹胀。湿热还会往下走，所以大便不顺畅了，小便发黄了。

◆ 湿热体质的人大多性子急躁

湿热体质的人因为湿和热相互缠绵，聚集于体内，湿热最容易郁结在肝胆。这个时候就会出现性格急躁易怒，甚至有时候会出现易激惹状，很难平和，经常心烦意乱。湿热体质的这种状态决定了人的性格特点，而且外向好动，很活泼。这些方面和阴虚体质的人有类似的地方。

因此，需要有意识地克制自己过激的情绪。

◆ 湿热体质者吃什么好

湿热体质是以湿热内蕴为主要特征的体质类型，饮食应以清淡为主，可多食赤小豆、绿豆、芹菜、黄瓜、藕等甘寒、甘平的食物。还适宜吃些清热利湿的食品，如薏苡仁、莲子、茯苓、蚕豆、鲤鱼、冬瓜、丝瓜、葫芦、苦瓜、马齿苋、白菜、卷心菜、空心菜等。

尽量避免吃一些辛辣燥烈、大热大补的食物，如辣椒、生姜、大葱、大蒜等；对于狗肉、牛肉、羊肉、酒等温热食品，以及火锅、烹炸、烧烤等辛温助热食物，应该少食；湿热体质的人不宜吃饴糖、石榴、大枣、柚子，且忌暴饮暴食或进食速度过快；限制食盐的摄入，否则会加重湿热。在生活中学会"因体施膳"，身体才会健康。

◆ 绿豆清热除湿效果好

湿热体质偏于湿热内蕴的人，很适合吃绿豆，喝绿豆汤。绿豆不失为湿热体质的人在饮食养生上的一种选择。绿豆又叫青小豆，因其颜色青绿而得名。由于它营养丰富，用途较多，李时珍称其为"菜中佳品"。它不但具有良好的食用价值，而且还具有非常好的药用价值，有"济世之食谷"之说。

在炎炎夏日中，绿豆汤更是老百姓们喜欢的消暑饮料，因为绿豆清热除湿的作用比较好。夏天在高温潮湿环境中工作的人出汗多，水液损失很大，体内的电解质平衡遭到破坏，用绿豆煮汤来补充是最理想的方法。它能够清暑益气，止渴利尿，不仅能补充水分，而且还能及时补充无机盐，对维持水液电解质平衡有着重要意义。

绿豆还有解毒作用。如遇有机磷农药中毒、铅中毒、酒精中毒（醉酒）或吃错药等情况时，在医院抢救前都可以先灌一碗绿豆汤进行紧急处理；经常在有毒环境下工作或接触有毒物质的人，可食用绿豆来解毒保健。

在《本草纲目》中有一个扁鹊三豆饮：绿豆、赤小豆、黑豆各 15 克，甘草 3 克，加水煎煮，至豆烂熟，食豆饮汤，分 2 次用。其清热利湿解毒的作用比较强，适合于湿热体质偏于湿热内蕴，表现为湿疹、湿疮、痤疮的人。

还有绿豆银花汤，用绿豆 100 克，加水煮至豆熟后，放入金银花（纱布包）20 克，一同煮沸。以汤色碧绿而不浑浊为佳，去金银花，食豆饮汤。绿豆、金银花合用，气味清香适口，又能清热祛湿除烦，对于湿热体质性格表现过于急躁的人也比较适合。

◆ 甘寒清热的藕

现在我和大家讲一个传说。

在远古时候，八百里洞庭白茫茫一片水，没有鱼虾；岸边光溜溜一片荒地，没有花草。相传有一个美丽善良的莲花仙子，私偷了百草的种子，下到洞庭，在湖边遇上了一个叫藕郎的小伙子。他们在洞庭湖里种下菱角、芡实，在湖岸边种下蓼米、蒿笋，在湖洲上种下蒲柳、芦苇。原来连鸟兽也不栖身的洞庭湖，被莲花仙子打扮得比天底下任何地方都漂亮！她自己也忘记了天上的琼楼玉宇，与藕郎结成婚配，在洞庭湖过起了美满的凡间生活。不料，这件事被天帝知道了，天帝大发雷霆，派下天兵天将，要将莲花仙子捉回去问罪。莲花仙子只得到湖里躲起来，临别时，她将一颗自己精气所结的宝珠交给藕郎。几天后，藕郎果然被天兵捉住。就在天兵挥刀向他脖子砍来的一刹那，他咬破了宝珠，吞进腹中。虽然，藕郎身首两段，但刀口处留下细细白丝，刀一抽，那股白丝就把头颈又连接起来。一连砍了九九八十一刀，怎么也砍不死藕郎。天帝赐下法箍，箍住藕郎的脖子，投入湖中。谁知藕郎沉入湖底泥中后，竟落地生根，长出又白又嫩的藕来。那法箍箍住一节，它又往前长一节，法箍就变成了藕节。

莲花仙子躲入湖中，隐身在百草间，得知藕郎化成了白藕，自己也沉入湖底，当天帝亲自带兵赶到洞庭湖时，水面上突然伸出来一片伞状的绿叶，一枝顶端开着白花的花梗，不一会儿，便长出一个莲蓬来，上面长满了一颗颗珠子。玉帝见状，忙下令挖掉它。可是，挖到哪里，荷叶绿到哪里，莲花开到哪里，白藕就长到哪里。天兵天将挖遍了洞庭，红莲、白藕、青荷也长遍了洞庭，气得天帝只好收兵。

从此，白藕和莲花在洞庭湖安家了，他们年年将藕和莲子奉献给这里的人民。

湿热体质的人很适合吃藕。藕甘寒，清热的作用显著。我们经常吃的藕粉，就来源于《本经逢原》。用藕粉12克，加白糖适量，用冷开水少许调稀，再以沸水冲调成糊状食用。《太平圣惠方》里有鲜藕白蜜汁：鲜藕120克，捣烂，绞取汁液，加生蜜60克，搅匀服，不拘时。《随息居饮食谱》里还讲过煨藕汤：藕适量，切成块，加水适量，小火煨炖至烂熟，饮汤食藕。湿热体质的人都可以适当选用。

◆ 湿热体质的人可以常吃的四道美食

湿热体质的人最常用的一个药膳是泥鳅炖豆腐。用泥鳅500克去鳃及内脏，冲洗干净，放入锅中，加清水，煮至半熟，再加豆腐250克，食盐适量，炖至熟烂即成。可清利湿热。

绿豆藕也比较适合湿热体质的人。做法为粗壮肥藕1节，去皮，冲洗干净备用；绿豆50克，用清水浸泡后取出，装入藕孔内，放入锅中，加清水炖至熟透，调以食盐进食。可清热解毒，明目止渴。

湿热体质偏于湿热下注的人可以选用玉米赤豆粥。用料为玉米100克，赤豆50克，金橘饼50克，冰糖适量。把赤豆、玉米去杂质，淘洗干净；金橘饼切成碎粒备用。然后在锅内添适量清水，倒入赤豆、玉米，旺火烧沸后用勺搅动几下，转用小火熬30分钟，待赤豆和米粒呈开花状，加入金橘饼、冰糖熬成粥即可。

鲤鱼冬瓜汤这一美食也比较适合湿热体质的人。用料为冬瓜500克，鲤鱼肉250克，黄酒5克，大葱5克，姜3克，盐3克，味精2克。制法：①鲤鱼肉洗净，加少许姜汁待用；②冬瓜去皮、瓤后切成片；③取出冬瓜仁，加水煮20分钟；④去仁留汁，下冬瓜片，煮5～10分钟；⑤加入鲤鱼，烹入黄酒，煮沸 3 分钟后调味；⑥撒上葱花，淋上猪油即可。鲤鱼和冬瓜清热利湿的作用较好，对于湿热体质的人来说也是很好的选择。

◆ 湿热体质的人应该怎样度过长夏

湿热体质的人在长夏季节表现得更为不适，怎么顺应季节变化进行调整呢？

这个时候应该避免居住在低洼潮湿的地方，宜居住于环境干燥和通风之处，减少户外活动的时间。保持充足而有规律的睡眠，不要熬夜，不要过于劳累。夏季昼长夜短，要顺应季节变化，晚睡早起，适当地接受阳光照射（避开太阳直射，注意防暑），以顺应旺盛的阳气，利于气血的运行，振奋精神。中午小憩也是必要的，有助于解除疲劳，利于健康。还有天热易出汗，衣服要勤洗勤换。中国有句老话，叫"汗出不见湿"，若"汗出见湿，乃生痤疮"。可以早起出来活动到出汗为止，出汗可帮助排湿，但也不要大汗淋漓以免伤气。芒种后要常洗澡，在出汗的时候不要立刻用冷水冲澡。在炎炎夏日里不要贪凉而露天睡卧，不要大汗而光膀吹风，心情宜静，所谓"心静自然凉"。

夏季还需要关注私密处。夏天的时候湿热较重，湿性重着，容易向下走，所以夏季还要谨防阴囊潮湿。阴囊，外观看起来像是消了气的破轮胎，这主要是阴囊外表有很多皮肤皱褶造成的。不过，阴囊的皮肤很松、很薄，相当敏感，如果常处在高温潮湿、密不透风的环境下，加上走路时双腿摩擦，很容易产生对磨性湿疹，即阴囊湿疹。

◆ 湿热体质者应具有这样的良好习惯

养成良好的生活习惯，对疾病的预防和治疗也起着至关重要的作用。

湿热体质的人，不要穿化纤的内裤和紧身牛仔裤。

因湿热引起瘙痒的，需禁绝热水肥皂烫洗及刺激性药物涂擦，并注意个人卫生，切忌搔抓皮肤。

少食辛辣食物，可以选择季节性的新鲜蔬菜和水果，不要为满足口福而忽视了自己的身体健康，这样才能远离瘙痒。

应顺应睡眠、清醒的自然规律，使人体通过合理的睡眠在体能上得到补充，有利于对胃肠免疫和动力等功能的恢复，这对于湿热体质的人来说是非常有必要的。

◆ 爆发就是畅快——湿热体质大强度锻炼法

湿热体质的人适合做大强度、大运动量的锻炼，比如中长跑、游泳、爬山、各种球类、武术等。可以消耗体内多余的热量，排泄多余的水分，达到清热除湿的目的。

湿热体质的人，可将力量训练和中长跑结合进行。力量训练在健身教练的指导下，可采用杠铃阻力负荷方法进行锻炼。气功六字诀中的"呼""嘻"字诀，也有健脾清热利湿的功效。

湿热体质的人在运动时应当避开暑热环境。秋高气爽，登高而呼，有助于调理脾胃，清热化湿。

◆ 调治前列腺炎的辅助疗法——轻松提肛操

对于湿热体质偏于湿热下注，表现为阴囊潮湿的人，可以试试提肛操。阴囊潮湿和慢性前列腺炎有一定的关系，提肛是慢性前列腺炎的一种辅助治疗方法，具体如下：

1.反复收缩，上提肛门，然后放松肛门和睾丸，可以改善局部血液循环。

2.放一手指入病人的肛门内，嘱咐患者不用腹压而轻柔缓和地利用排便反射将手指推出；同时放松盆底肌，也可以达到扩张肛门与放松盆底肌的作用。

3. 每天在温暖松弛的环境下，用手指反复牵拉阴囊壁 20～30 次，可使阴囊内膜和提睾肌松弛，部分患者可在 2～3 周内缓解或使疼痛消失。

◆ 学习调整情绪的方法

湿热体质的人首先要学会转移情绪，在烦恼和苦闷的时候应该迅速把注意力转移到别的方面去。比如有时碰到不顺心的事情，不妨暂时离开一下现场，换个环境，或者同别人去侃大山，这样很快就会把原来的不良情绪冲淡以至赶走，而重新恢复心情的平静和稳定；还可以向人倾诉，广交朋友，把心中的苦处和盘倒给知心人并能得到安慰，心胸自然会像打开了一扇门一样明朗。除此之外，我们可以向亲人倾诉，学会把心中的委屈和不快倾诉给他们，也常会使心境由阴转晴。

缓解急躁情绪最重要的方法就是要培养广泛的兴趣爱好。兴趣是保护良好心理状态的重要条件，人的兴趣越广泛，适应能力就越强，心理压力就越小。比如，同样是从领导岗位上退下来，有的人觉得无所事事，很容易产生无用、被遗弃等失落感。而有的人则觉得退下来后无官一身轻，可以充分利用这些时间看书、写字、创作、绘画、弹琴、舞剑、养鸟、钓鱼、种花等。总之，兴趣越广泛，生活越丰富、越充实、越有活力，你就会越觉得生活中处处充满阳光。

要宽以待人。人与人之间总免不了有这样或那样的矛盾，朋友之间也难免有争吵、有纠葛。只要不是大是大非问题，应该与人为善，宽大为怀。绝不能有理不让人，无理争三分；更不要为一些鸡毛蒜皮的小事争得脸红脖子粗，甚至拳脚相加，伤了和气。应该有那种"何事纷争一角墙，让他几尺也无妨。长城万里今犹在，不见当年秦始皇"的博大胸怀，要学会忆乐忘忧。

在人生的旅途中，有时荆棘丛生，有时铺满鲜花，有时忧心如焚，有时其乐融融。对此，应进行精心的筛选，不能让那些悲哀、凄凉、恐惧、忧虑、彷徨的心境困扰着我们。对那些幸福、美好、快乐的往事要常常回忆，以便在心中泛起层层涟漪，激发自己去开拓未来。而对于那些不愉快的事情、诸多的烦恼，则尽量要从头脑中抹掉，切不可让阴影笼罩心头，从而失去前进的动力。这样有助于湿热体质的人缓解急躁的情绪，心境平和了，在精神上自然就有助于调节湿热这种偏颇的体质状态。

◆ 适合湿热体质者的穴位按摩法

湿热体质的人，需要清热利湿。具有清热利湿作用的穴位中，最常用的是支沟、阴陵泉。

支沟位于前臂背侧，腕背横纹上四横指处，尺骨与桡骨之间。取穴时，一般采用正坐或仰卧位。此穴是三焦经的经穴，是指三焦经气血按其自身的阳热特性循三焦经经脉向上、向外而行，扩散之气亦如树之分权，故名支沟。以一侧拇指指腹按住支沟穴，轻轻揉动，以酸胀感为宜，每侧1分钟，共2分钟，每天早晚各点揉1次，可清热理气、降逆通便。

阴陵泉位于小腿内侧、胫骨内侧髁下缘凹陷中、胫骨后缘和腓肠肌之间（图6-1）。取穴时，一般采用仰卧或正坐位，垂足取穴。阴陵泉为足太阴脾经的合穴，能够健脾益气、渗利水湿。《针灸大成·杂病穴法歌》中言"心胸痞满阴陵泉""小便不通阴陵泉"。

支沟和阴陵泉两穴合用，可清热利湿，使湿热从大小便而出。操作时，可采用指揉的方法，每穴按揉2～3分钟，每天操作1～2次；也可拔罐、刮痧。

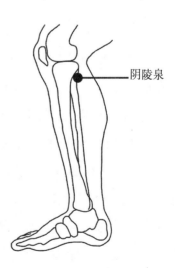

阴陵泉

图6-1　阴陵泉穴

◆ 清热利湿最便捷的茵陈药茶

这道药茶用料为茵陈 30 克，绿茶 10 克，泡水当茶饮，每天适量频服。对于湿热体质有胆囊炎的人最为适用，因为它能清热利湿、利胆退黄。

◆ 传承百年的清热除湿良方——三仁汤

三仁汤为清代温病学家吴鞠通创制，载于《温病条辨》一书。药物组成为：杏仁 15 克，滑石 18 克，白通草 6 克，白蔻仁 6 克，竹叶 6 克，厚朴 6 克，生苡仁 18 克，半夏 10 克。方中起主要作用者为杏仁、白蔻仁与生苡仁，故名"三仁汤"。三仁汤主要功效是清利三焦湿热，宣畅三焦气机。但由于半夏的中药药性有毒，三仁汤需在中医师指导下应用。

◆ 用大量苦寒药祛湿热会有什么后果

我们都知道苦味的药能够燥湿，寒性的药能够清热。所以祛湿热在很多情况下都是苦寒的。就像治疗青春痘，把处方拿来一看，都是板蓝根、野菊花、连翘等，甚至有的人长痘时间长了，自己都会买药了。

买什么药呢？什么清肺抑火片、三黄片、银翘解毒颗粒等，基本上都是一些苦寒的药物。可能当时吃了这些药，痘痘能够缓解甚至减轻，但吃药时间一长，可能自己的脾胃不好了。

苦寒的药容易伤及脾阳，阻碍脾运化水湿，这样反而会加重湿的情况。所以虽说苦能燥湿，寒能清热，但湿热体质不可蛮用寒凉，否则伤脾助湿，血凝留止。在调整体质的用药过程中，在清泄之中佐以辛温之品，目的在于温脾行气，脾温则流通，气行血行而无留滞之弊。

✚ 王琦教授门诊堂

病例 1：方姑娘，26 岁，身材高挑，亭亭玉立。可是正面一看，满脸的痘痘，已经留下疤痕了。就这痘痘把她弄得很羞涩，很不大方。来找我看病之前，她吃了很多药，吃药那段时间，痘痘会有所缓和，但一不吃药，痘痘就像雨后春笋般突突地冒。

每每面对镜中"满目疮痍"的自己，真想痛苦地大叫：不！可是，这欲罢不能的青春痘却总爱和她纠缠不休，此消彼长。她在这"战痘"岁月中，已经是身经百战了。

分析解答：对她这种情况，我详细地问了问，她妈妈年轻时候也总是长痘，这说明这女孩有一定的遗传背景。平时她老觉得口干、口气重，大便也不是很爽快，小便很黄，吃东西口味重，还总喜欢吃香燥的。

这是典型的湿热体质，还偏于湿热内阻。这种情况除了有针对性地治疗痘痘以外，还要及时地调整湿热体质状态。体质是背景，只有把体质调整过来，才能从根本上取得"战痘胜利"。平时注意用温水洗脸，保持皮肤清洁，不能用油腻滋润的护肤品。

病例 2：有个男孩 19 岁，刚上大学一年级。本来考上大学是件很高兴的事，可是这男孩怎么也高兴不起来。因为他觉得自己生病了，来找我的时候还很不好意思。他支支吾吾半天，才说出阴囊总是潮湿，阴囊这个地方老出汗，还有味道，弄得他很不舒服，甚至都没有男孩子的自信了。时间长了，学习不专心了，也不喜欢和人交往了。之前以为是得了前列腺炎，去医院查，结果不是。平时头发很油，每天都得洗头。别人只是早上起来第一次小便黄，他是整天小便都黄。我再看看舌苔，非常典型，舌红苔黄腻。

分析解答：这个男孩是典型的湿热体质，偏于湿热下注。这种情况一定要调体，平时多吃清淡甘寒的食品，多喝水。还可用苏叶 30 克，煎汤后坐浴

113

或者外洗。

病例3：倪先生31岁，舌苔厚腻，长时间口臭，只要说话，别人都有意无意地避开。为此他觉得很压抑，心情很不好。平时脸上出油，青春期的时候还长痘，现在偶尔吃了火锅会长一两个。还出现掉头发，平时喜欢吃肉，不喜欢吃蔬菜。

分析解答：这也是非常典型的湿热体质，偏于湿热内蕴在脾胃。这种情况是需要一定时间来调整体质的。可以用黄连5克，生甘草6克，焦山楂15克，钩藤15克，淡竹叶10克，佩兰叶10克，煎汤服用。

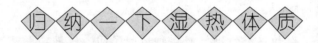

归纳一下湿热体质

【定义】以湿热内蕴，面垢油光，口苦，苔黄腻等湿热表现为主要特征的体质类型。

【成因】系先天禀赋；或久居湿地、膳食肥甘；或长期饮酒，湿热内蕴。

【体质特征】

形体特征：形体中等或偏瘦。

常见表现：平素面垢油光，易口苦口干，身重困倦，大便黏滞不畅或燥结，小便短黄，易生口疮、痤疮，舌质偏红，苔黄腻。

其他表现：心烦懈怠，眼睛红赤，男易阴囊潮湿，女易带下增多，脉象多见滑数。

心理特征：容易心烦气躁。

发病倾向：易患疮疖、黄疸、热淋等病证。

对外界环境适应能力：对湿环境或气温偏高，尤其夏末秋初，湿热交蒸气候较难适应。

第七章　血瘀体质，长斑
养生调体——让你血脉通畅

要想让血脉畅通无阻，就必须预防血瘀体质的产生。因为血瘀体质后续带来的疾病是不容忽视的。脑子梗死了，是会危及我们生命的。而引起这些疾病的背后，就是血瘀体质的存在。

阅读本章，有助于解决以下5个问题：

- 身上容易出现"鬼拧青"是怎么了
- 癌症、冠心病、高血压的诱因是什么
- 为什么"三棱针点刺放血法"能很好地治疗血瘀
- 冬季中风、脑出血、心肌梗死发病率高，我们应该怎样预防
- 乌鸡是女性的优质补品，可乌鸡适合男人吃吗

◆ 血瘀是脑梗的危险因素

要想让身体的血脉畅通无阻，就必须预防血瘀体质的产生，大家乍一听会对血瘀体质打一个大惊叹号，认为一个人要是血瘀了，一定会是一件很严重的事情，脑梗不就是血瘀吗？中医讲不通则痛，不通了就是堵塞了，身体什么地方痛了是不是就是血瘀了呢？

事实上，血瘀体质也的确是大家需要重视的一种体质类型。因为血瘀体质后续带来的疾病是不容忽视的。血瘀体质有很多风险因子，脑子梗死了、心肌梗死了，这些都是会危及生命的疾病。而这些疾病的背后，就是血瘀体质的存在。

脑梗死是一种发病率高、死亡率高、致残率高、复发率高的危急重症。我国脑梗死 5 年复发率高达 40%，是国际平均水平 10% 的三倍多。而且脑梗死的病人多在安静休息时发病，有的病人一觉醒来，发现口眼㖞斜、半身不遂、流口水、吃东西掉饭粒、举不动筷子，这就是发生了脑梗死，常使人猝不及防。

只有部分病人发病前有肢体麻木感，说话不清，有一过性眼前发黑、头晕或眩晕、恶心、血压波动等短暂脑缺血症状。这些先兆症状一般很轻微，持续时间短暂，常常被人忽视。

血瘀体质或多或少地总会有所表现。如果平时对这种体质类型高度警惕，并且能够及时调整这种偏颇的体质状态，使身体里的血管畅通无阻，那么对脑梗死的预防就能够做到一级预防，即在病人没有发病前就进行预防，使危及我们生命的疾病及早地被控制。

◆ 面色晦暗，你的血管可能瘀积了

那什么是血瘀体质呢？它的定义很容易理解，体内有血液运行不畅的潜在倾向或瘀血内阻的病理基础，以血瘀表现为主要特征的体质类型。那什么是瘀血？让我们先来认识一下。

瘀血，是一种病理性的产物。因为机体的血液运行不畅了，自然就会阻滞在血管里，就是我们说的血脉里；还有一种情况就是会流溢于脉外，凝聚在机体某一个局部而形成一种对于机体来说是异物、不好的东西。

形成的这种瘀血，就像水管里的水垢一样。水垢在水管里会影响水的流动，而瘀血就会影响血液的正常运行。这样血管被堵塞了，就会诱发很多疾病。瘀血这种特殊的物质，自然就会有一些特殊的表现，比如身体有疼痛了，有肿块了，面色发黑、发暗了。

天空在下瓢泼大雨之前，总是会乌云密布、雷电交加。同样的，如果身体有瘀血了，也会出现很多的不舒服之处，也会出现莫名其妙的"青紫"，变成名副其实的"青紫派"，听起来就像武侠小说里的门派似的。那这种血瘀体质的人会有一些什么样的表现呢？

血瘀体质的人，最具特征的表现就是在皮肤上。平时他们面色一定是晦暗的，不红润，皮肤颜色也是偏暗的或者有一些色素沉着，还很干，一点也不滋润。所以就容易出现瘀斑，有的人就很明显，脸上长钞票纹了。

还有就是血瘀了，不通了，自然就会痛，所以身体容易疼痛。

血瘀体质的人，口唇是黯淡的；或者颜色发紫，眼眶黯黑，一看就是熊猫眼，鼻部也是表现得黯滞，头发也开始脱落了。

女同志最常见的表现就是痛经，甚至有的人都不来月经了，闭经了。来月经的时候，一看月经的颜色是紫黑的，还夹有血块。因为血瘀了，月经就出现点点滴滴的，一点不畅快。

看舌头，舌质颜色黯还有瘀点，或者一块一块的片状瘀斑，舌下还会静

117

脉曲张、增粗、颜色紫暗。所以脉摸着是细的，是涩的，总之就是不滑利。

血瘀体质的人性格一般是内向的，还压抑，容易烦躁，容易忘事。

风和寒，能使血脉挛缩拘急，导致血液运行更加凝滞不畅，这样体质的人不耐受风邪、寒邪。

◆ 他们的经历绝不仅仅是故事——血瘀体质者的五个诊断

第一个诊断：血瘀体质主要表现于血脉瘀滞。

邓先生，64岁，已退休多年，是一个有文化、有涵养的人。退下来以后，每天琴棋书画，养花种草，生活很是悠闲。可是最近身体突然有些不舒服了，觉得胸口不舒服，心慌，以为是心脏出问题了，着急地到医院查，做了心电图，发现偶尔有早搏，其他没什么大碍。可是家里人很着急，听人介绍来找我看病。

我一看他的化验单，发现血液黏稠度有些高。看了他的心脏彩超，发现冠脉供血不是太好。所以我有意识地看了看他的舌头，非常明显的一组表现——舌头有瘀点，舌下静脉增粗、发紫。而这种情况是要引起高度重视的，一定要谨防心肌梗死的发生。

第二个诊断：血瘀体质容易忘事。

雷太太，54岁，身体一直很好，没什么病。但最近发现自己老忘事。说是年纪大了，糊涂了吧，也不像，正处中年，是痴呆吧，更不可能，精明着呢。原来是干会计的，现在退休了，因为技术好，还有公司请着做账呢。

可是最近记性不好了，刚做过的事就忘，本来搞会计的，对数字很敏感，现在倒好，刚记下的数字，打个岔又忘了。甚至现在在家做饭，炒菜，有没有放盐也不记得了，弄得菜不是咸，就是没味。她自己也觉得这是一个问题了，是不是脑子出问题了？

其实这样的人很多，她眼眶发黑，细细一看，脸上已经有钞票纹了。她还告诉我一个重要的表现，就是有时候不小心碰到、磕到了，皮肤上立刻就会发青，而且这瘀斑很长时间都不会消失。这是非常典型的血瘀体质偏于血瘀阻滞在脑窍。

第三个诊断：血瘀体质的人，失眠也是很常见的。

张女士，37岁，国家机关干部，搞环保工作的。她为什么来找我？是因为从大学毕业参加工作后，工作忙，作息不规律，时间长了睡觉也成问题，失眠了。才开始的时候入睡很困难，总是在床上翻来覆去睡不着；到后来是睡着了一会儿就醒了，醒后怎么也睡不着了。

结婚生完小孩以后，失眠更加重了，一晚上就睡四五个小时，怎么都睡不着，开始用安眠药。可安眠药副作用太大，吃多了，时间长了，她很担心，难道这安眠药就吃一辈子吗？不能吧。我再看看她的舌头，发紫，有瘀点。这种也是典型的血瘀体质。

第四个诊断：女性血瘀体质的人，还会表现痛经。

一个女孩，上高二了，是典型的"痛经一族"。刚开始来月经的时候就出现痛经，肚子痛，腰痛，每次一痛起来就没法学习了，很是个问题。那会儿才来月经，想着是没有正常月月行经，所以出现这样的情况也没当回事。随着年纪的增长，月经月月按时来，可还是痛经，月经经常有血块，颜色总是很黑，甚至有时候痛得死去活来，每次都得吃芬必得来缓解疼痛。这就是血瘀体质，瘀血瘀阻在子宫。

第五个诊断：男性血瘀体质的人，也可表现睾丸痛。

小王，27岁，刚结婚就来找我看男科病了。什么病？前列腺痛。前列腺痛是慢性前列腺炎中的一种。什么尿频、尿急、尿分叉这些都不是他最痛苦的，他最痛苦的是会阴部睾丸痛，性生活以后更痛。

看看他眼眶发黑，舌头有瘀斑瘀点。这也是一种非常典型的血瘀体质。

◆ 不要让遗憾发生——了解血瘀形成的原因

血瘀体质，是需要引起高度重视的一种体质类型。前面说过，血瘀体质容易诱发一些重大疾病，也是相对好辨认的一种体质类型。因为血瘀体质有很特殊的临床表现，这些表现就像烙印一样镌刻在血瘀体质人的身上。

前面谈到了什么是血瘀体质，血瘀体质的人有些什么样的表现。那应该怎么来理解血瘀呢？血瘀的形成和瘀血密不可分，现在我先来讲讲瘀血是怎么形成的。

先来看看瘀。什么是瘀？《说文解字》里讲"瘀，积血也"。血液凝滞就叫瘀血。我们经常可以听到一个词——活血化瘀。这个瘀指的就是瘀血。瘀就是凝滞，不流通的意思。瘀血就是指身体内某个部位血液瘀滞了，凝滞不流通了。

瘀血形成主要有几个方面的原因。

一个方面是气滞血瘀。身体内的血液能够在血脉中正常运行，主要是因为心脏泵血的功能，就像水管里能够有水，靠的是水闸的开启。

而心脏的这种泵血功能又是靠身体里气的推动功能，就像水管里虽然有水，而水的流动靠的又是水压差形成的推动力。心脏就好像水闸，我们身体里的气就像水压差。所以才有一个说法——气行则血行，气滞则血瘀。而气郁日久，就会形成气滞。

日常生活中可以见到这样的情况：一个人，不爱说话，也不爱笑，郁郁寡欢，萎靡不振，看不到激情和活力，总喜欢唉声叹气，觉得长长叹一口气很舒服，典型的气郁了，气郁滞了，推动无力了，血液就会粘在血管壁上，一点一点，缓慢地，如同瘀泥一样，越积越多，最后就形成瘀血，阻塞在血管里。

形成血瘀的另外一个原因就是寒凝血瘀。我们都知道，只有在寒冷的冬天，水才会结成冰。这种现象和身体血液凝结是一样的。血液只有在正常体温下才能在血管中正常运行，如果机体处于寒冷的环境中或者处在一种寒冷的状态下，血液的运行就会缓慢，就像冬天才会结冰一样，这个时候血液就会凝聚成血块，阻滞在血管中。加之寒冷的状态，血管收缩，血管管径变得狭窄，则进一步加重血瘀的情况。这就是为什么心肌梗死、脑梗死的病人，往往在冬季发病率和致死率高的原因。

还有一个方面的原因，就是血热也会形成血瘀。血液在机体内属于阴津范畴，热伤津，体内的水液少了，这个时候血液就会浓缩、变稠。瘦人、体热的人，抽出来的血一般颜色偏暗红，偏黑，很稠，血也不太好抽。体热的时候，灼伤津液，也会灼伤体内的血液。反过来说，瘀血日久也会化热。所以，血热和血瘀会相互影响。

◆ 血瘀容易引发的三种疾病

血是维持我们生命活动最重要的物质基础，身体的血瘀了，就会影响生命的功能活动。

河流干涸了，这个地方的土地就没有了收成；树木森林被砍伐了，于是沙尘暴就来了；江河大海被污染了，海底世界就不再丰富多彩了。河道瘀积，时间长了，就被堵塞了。同样血瘀体质的人，血道阻塞，于是中风了、高血压了、肿瘤了，很多危及我们生命的疾病也孕育而生。所以，血瘀体质的人一定要引起高度的重视。那血瘀体质应该注意预防哪些疾病呢？

一方面气滞血瘀最容易得肿瘤，恶性肿瘤也就是癌症。我们来看一组数据：在第 18 届国际抗癌症联盟大会上，世界卫生组织发表的一项研究报告表明，全球癌症状况将日益严重，今后 20 年新患者人数将由目前每年的 1000 万增加到 1500 万，因癌症而死亡的人数也由每年 600 万增至 1000 万。

2022 年 2 月，国家癌症中心最新发布的全国癌症统计数据表明，2000～2016 年，我国城市居民恶性肿瘤致死率为 102.8/10 万，农村居民恶性肿瘤患者病死率更高，为 106.1/10 万。肿瘤与心脑血管疾病成为我国最主要的致死性疾病，恶性肿瘤成了严重危害生命健康的问题。

也许有的人把肿瘤首先看作一种遗传病，我们身边也有这样的情况，一家好几个肿瘤患者。但是，肿瘤更应该看作瘀血的一个结果。肿瘤属于中医癥瘕积聚的范畴，无形的邪气慢慢地积聚而成有形物质这么一个过程就是癥瘕积聚。

血瘀体质的人，本身机体内就有瘀血的存在，那么这样一个积聚的过程就为肿瘤的形成提供了潜在条件。

血瘀体质的人，还容易得冠心病。心血管病作为危害人类健康的"第一杀手"，已波及全球。20 世纪 80 年代以来，我国心血管病的发病率和死亡率呈逐年上升趋势。冠心病就是其中的一种疾病，是因为冠状动脉狭窄、供血不足而引起的一种中老年常见的心脏病。

为什么会引起冠状动脉狭窄、供血不足？主要就是由于冠状动脉被阻塞了。虽然冠心病是中老年人的常见病和多发病，但并不是每个人都会生这样的病，也不是每个人冠状动脉都会被阻塞，这就和血瘀体质密切相关了。平时没有血瘀这个概念，意识不到自己是有瘀血了。天长日久，阻塞的地方越来越多了，就容易生病。

高血压也是很常见的一种疾病。特别是随着生活水平的提高，工作节奏的加快，工作压力的增加，高血压的发病率也急剧上升。如今，高血压也不再是骇人听闻的一件事，可高血压带来的危害是毋庸置疑的，会引发一些很严重的后果。

人体的血液循环系统是由心脏和血管两个部分组成的，构成了一个封闭的"管道系统"，就像城市的供水系统一样，这个管道系统必须通行无阻，如果气滞了，血瘀了，影响了管道的畅通，血压就会波动了，升高了。

血瘀体质的人一定要注意，瘀血引发的疾病很多，而且这些疾病会严重地危害生命健康。瘀血就是一个危险因子，不知不觉地潜伏在体内，天长日久，形成血瘀体质。所以一定要高度重视血瘀体质，要把这种偏颇的体质调整过来，及时解除身体内的瘀血，保持机体的"清爽和畅通"。

◆ 活血行气话山楂

前面讲了那么多，围绕血瘀体质说了那么多话题，那么，血瘀体质究竟该怎么改善呢？总的来说，血瘀体质的人，食宜行气活血、起居勿安逸、运动促血行。

血瘀体质的人，具有血行不畅或瘀血内阻的体质状态，饮食上宜多吃一些行气活血的食物，所以应该多食山楂、醋、玫瑰花、金橘、番木瓜等具有活血、散结、行气、疏肝解郁作用的食物，少食肥肉等滋腻之品，以及桃仁、黑豆、油菜等也具有活血化瘀的作用。当然，也可选用一些活血养血的中药，如少量的三七或藏红花来煲汤饮用。对于无饮酒禁忌的人可以适当地饮酒，比如黄酒、白酒、葡萄酒，对促进血液循环有一定的益处。

在讲痰湿体质的时候介绍过山楂，痰湿体质的人选用山楂是因为山楂有降血脂的作用。而对于血瘀体质的人来说，山楂是首选的食物。因为山楂除了消食健胃以外，还有活血化瘀的功效。现代研究发现，山楂中含有三萜类及黄酮类等药物成分，具有显著的扩张血管及降压作用。活血化瘀，就能软化血管，减少血栓形成。

山楂的吃法非常多，可以用鲜山楂500克，加桃仁50克，蜂蜜100克制成山楂桃仁。而桃仁也具有活血化瘀的作用，山楂配桃仁，加强化瘀的作用。

或者用山楂250克加丹参200克，蜂蜜、冰糖少许等制成参果膏，每天一匙，坚持服用，有软化血管的作用，可防治高血压、冠心病。

朱丹溪方里有一个山楂汤，专取山楂活血化瘀的作用。用山楂60克，打碎，加水煎汤，用少许红糖调味。空腹时温服。

《百一选方》里记载了一个楂香散。用山楂、小茴香各等分，研为细末。每次3～6克，以少许盐、酒调和，温开水送服。方中山楂能活血，小茴香能行气，二者共用，有活血行气的良好效果。

但要注意山楂不能空腹吃，因为它含有大量的有机酸、果酸、山楂酸、枸橼酸等，空腹食用，会使胃酸猛增，对胃黏膜造成不良刺激，使胃发胀满、泛酸。

山楂不宜生吃，生山楂中所含的鞣酸与胃酸结合容易形成胃石，很难消化掉。如果胃石长时间消化不掉就会引起胃溃疡、胃出血，甚至胃穿孔。因此，应尽量少吃生的山楂，尤其是胃肠功能弱的人更应该谨慎。最好将山楂煮熟吃。

◆ 巧用酸醋通气血

生活离不开柴米油盐醋。相传今山西省运城地区有个叫杜康的人发明了酒，他儿子黑塔也跟杜康学会了酿酒技术。后来，黑塔率族移居现江苏省镇江。在那里，他们酿酒后觉得酒糟扔掉可惜，就存放起来，在缸里浸泡。到了第 21 日的酉时，一开缸，一股从来没有闻过的香气扑鼻而来。在浓郁的香味诱惑下，黑塔尝了一口，酸甜兼备，味道很美，便贮藏着作为"调味浆"。

这种调味浆叫什么名字呢？黑塔用"第 21 日"加"酉"字来命名这种酸水叫"醋"。据说，直到今天，镇江恒顺酱醋厂酿制一批醋的期限还是 21 天。

而醋就具有活血化瘀，行气的作用。醋也是血瘀体质的人可以经常吃的食物。醋的作用不是靠一时半会儿吃点就能起效的，靠的是坚持服用。我们可以每天单喝两小口醋，最好是陈醋或者米醋。对于这种酸味接受不了的，可以在做菜的时候多加点醋。

经常吃醋，对活血化瘀、行气有比较好的效果。

◆ 玫瑰不光代表爱情，还能行气化瘀——玫瑰花茶

先来讲一个关于玫瑰的传说。

俄国皇帝尼古拉一世于 1825 年继位后，派了一名将军护送母后玛丽亚·费奥多罗夫娜回皇家离宫皇村（今普希金城）。事毕，将军在附近散步，见一名持枪哨兵肃立路旁，可是在他守卫的地方却空无一物，将军甚感诧异。他问遍了所有的官员，但谁也说不清楚，只是说，那是宫廷礼仪的规定。

后来，他在圣彼得堡得知，皇家花园这个岗哨设立已经有 50 年历史。设岗的根据是一纸命令"距东厢 500 步处设一岗哨"。由于将军每次来皇村都要去看一下这个神秘的岗哨，这样就使廷臣甚至母后本人也感兴趣了。设岗的秘密终于水落石出。

原来最早命令设岗的是女皇叶卡捷琳娜二世。当年女皇经常在花园里散步，一天，她发现一株盛开的玫瑰，美艳动人，想留给自己的一个孙子，因此她下了一道命令，在花旁设岗看守，以免被别人摘去。可是翌日，她把此事忘得一干二净，而岗哨从此就年复一年地保留了下来。女皇死后，玫瑰花丛当然早就枯萎无存，但哨兵却在原地不断地轮换着。

不知道从什么时候开始，人们用玫瑰花来表示对恋人的喜爱。有人说，

是因为玫瑰虽然好看，但是它有刺，像极了爱情。玫瑰便成了这个新时代人们对于爱情的代名词。很多人看到玫瑰花会想到爱情，但却不知道玫瑰花也是血瘀体质人的首选食品。

玫瑰花理气解郁、活血散瘀的作用非常好，可以做玫瑰花茶。用玫瑰花10克，沸水浸泡后代茶饮。泡玫瑰花的时候，可以根据个人的口味，调入冰糖或蜂蜜，以减少玫瑰花的涩味，加强功效。

需要提醒的是，玫瑰花最好不要与茶叶泡在一起喝。因为茶叶中有大量鞣酸，会影响玫瑰花的功效。此外，由于玫瑰花活血散瘀的作用比较强，月经量过多的人在经期最好不要饮用。

《百草镜》里有一个玫瑰红花汤。用玫瑰花10克，全当归10克，红花5克，加水煎汤取汁，用白酒少量兑服。比如痛经的、前列腺痛的就可经常食用。

◆ 活血"双璧"——黑豆川芎粥

黑豆川芎粥比较适合血瘀体质的人。做法：川芎10克用纱布包裹，和黑豆25克，粳米50克一起水煎煮熟，加适量红糖，分次温服。可活血祛瘀，行气止痛。血瘀体质偏于气滞血瘀的最适合。

◆ 当归田七乌鸡汤具有活血化瘀功效

当归田七乌鸡汤也是专门调理和改善血瘀体质的。需要准备的原料主要有哪些呢？乌鸡1只，当归15克，田七5克，生姜1块。首先把当归和田七放进清水中浸泡清洗，然后把乌鸡装进一个合适的容器里，再把洗好的当归、田七、生姜一起码放在乌鸡上；接下来加入适量的盐，再倒入一些清水，注意清水一定要没过乌鸡，然后盖上盖；等烧开后，再上锅隔水蒸，大火蒸上3个小时，鸡肉烂熟之后，就可以食用了。

田七就是三七，它还有一个名字叫"金不换"，《本草纲目拾遗》中说"人参补气第一，田七补血第一"。田七"生打熟补"，就是说生的能够消肿止痛，活血化瘀，治疗跌打劳伤非常有效；熟吃可以通中有补。如果你是血瘀体质的话，可以在中药店里买上一些田七粉，每天吃1克，吃一段时间之后就会感到有所改善。

当归和乌鸡这两样东西，可能很多人都会认为是适合女性朋友的，对男性不太适用，那你可误会了。清朝乾隆皇帝坐了60年的皇位，活到89岁高龄，在中国历史上是罕见的"长寿皇帝"，他最爱喝的养生药酒就是龟龄酒和松龄太平春酒，而在这两种药酒里面都含有同样的两味药——一味是熟地，还有一味就是当归。

当归本身具有非常好的活血功能，补而不滞，男性也应该适时进补。乌鸡虽然被医家视为"妇科圣药"，但它也被称为"中国的花旗参"，补虚、温中、补血，它同样也适合男性来食用。

◆ 春捂秋冻——注意春季养生

春回大地，万物复苏，阳春三月，气候渐暖，这是春的主要象征。然而春季又是气候多变的季节，尤其是初春，气候变化更大，不仅风大，而且常常有寒流侵袭，气温急降，就是老百姓说的"倒春寒"。日常生活中，人们常讲"春捂秋冻"，所谓"春捂"的意思，就是指春天不要过早地脱下棉衣，应晚脱一点，而且要一件件地减。这从春天的天气、气候特点与人体对外界环境的适应能力来说，是非常有道理的。

由于春季气候变化多，忽冷忽热，风沙大，春雨少，再加肝旺于春，恼怒等情志易刺激伤肝，一些冠心病人的病情易恶化。对于血瘀体质的人来说，既怕风又怕冷，这个时候就更应该注意了。

春季，是万物复苏的季节，春季养生必须顺应春天阳气升发、万物始生的特点，重在静心养神，养肝健脾以调神，学会情绪调节，力戒暴怒，更忌情怀忧郁，做到心胸开阔，乐观愉快。

◆ 怎样安全度过中风、脑出血、心肌梗死发病率高的冬季

冬季气候寒冷，寒气凝滞收引，很易导致人体气机、血运不畅，而使许多旧病复发或加重。特别是那些严重威胁生命的疾病，如中风、脑出血、心肌梗死等，不仅发病率明显增高，而且死亡率亦急剧上升。所以血瘀体质人的冬季养生就显得异常重要。

其冬季养生方法与气虚体质类似。冬季作息时间应"早睡晚起"，起床的时间最好在太阳出来之后。因为早睡可以保养人体阳气，保持温热的身体，而迟起可养人体阴气。待日出再起床，就能躲避严寒，求其温暖。睡觉时不要贪暖而蒙头睡。被窝里的空气不流通，氧气会越来越少，时间一长，空气变得混浊不堪。人在这样的环境中睡觉，就会感到胸闷、恶心或从睡梦中惊醒，出虚汗，第二天会感到疲劳。

另外，也要注意头暖、背暖、脚暖。总之，防寒保暖是血瘀体质的人在冬季养生方面需要注意的。

◆ 运动是长寿的捷径——血瘀体质的运动健身法

血瘀体质的人，经络气血运行不畅，而运动则是血瘀体质最简便、最廉价的调体方法。通过运动可以使全身经络、气血通畅，五脏六腑调和。坚持经常性锻炼，如易筋经、保健功、导引、太极拳、太极剑、五禽戏及各种舞蹈、步行健身法、徒手健身操等，以达到改善体质的目的。

血瘀体质的人患中风、心肌梗死的几率比其他体质的人高，而运动是预防血栓形成的重要手段，有一项研究证实了适当增加运动可以减少中风对脑部所造成的危害。

新加坡国立大学解剖系黄以光助理教授接受访问时说：缺乏运动是中风的一个危险因素，却没有证据指出运动对减缓中风的直接好处，现在有了这个实验证实，运动不单可以减少中风，更可以减少中风后脑部的伤害。科研

小组将小白鼠分为 4 组，一组不必运动，另外 3 组则分别运动 4 周、8 周和 12 周，每天 50 分钟，每天在特制的跑步机上跑相当于 1.5 千米的路程。之后，科研人员通过将主要血管阻塞，以人工方法引发小白鼠中风，然后进行解剖分析。结果他们发现，多运动老鼠的脑部梗死部位比少运动的来得小。也就是说，中风事件对多运动的老鼠影响较小。

血瘀体质人的心血管机能较弱，不宜做大强度、大负荷的体育锻炼，而应该采用中小负荷、多次数的锻炼。步行健身法能够促进全身气血运行，振奋阳气。血瘀体质的人在运动时要特别注意自己的感觉，如有下列情况之一，应当停止运动，到医院进一步检查：如胸闷或绞痛、呼吸困难、特别疲劳、恶心、眩晕、头痛、四肢剧痛及足关节、膝关节、髋关节的疼痛，以及两腿无力、行走困难，脉搏显著加快。

血瘀体质的人，只有经常做小强度、舒缓的运动，才能有效地改善体质。

◆ 送给健康的最好礼物——开心快乐每一天

在性格特点上，血瘀体质的人一般是内向的多，心情总是高兴不起来，快乐不起来；还容易烦躁，急躁，容易忘事。所以，在精神养生方面就应该围绕这种性格特点进行调整。

因此，根据《素问·阴阳应象大论》"喜胜忧"的情志相制原则，在精神调摄方面要特别注意让自己快乐起来，开心起来。

心理学研究表明，快乐是个人选择。我们无法选择命运，却可以选择对命运的态度。快乐作家安德鲁·马修斯每天做的第一件事就是对着镜子说：生命并不完美，但在未来 24 小时，我选择快乐。只要心里想着快乐，并努力实践，你会发现，快乐就在身边。

现在流行写博客，在网络上记日记。其实还可以每周做次快乐总结，就能帮你拥有好心情。可以回忆这一周快乐的瞬间，将时间、地点、人物、事件做简单的整理；也可以写散文，用轻松优美的文字表达情感，描述美景。

用什么样的方式并不重要，重要的是能适时重温积极的情绪。这样就会多给内心积极的暗示，帮助我们找到属于自己的快乐方式，淡忘那些不良的情绪。做快乐总结贵在持之以恒，前面提到的马修斯每天早晨对镜子说话已经 12 年了，就如每天刷牙、洗脸一样，风雨不改。

如果能像他那样持之以恒，养成寻觅、总结快乐体验的习惯，快乐情绪就会不断累积，你会越来越满足于自己拥有的一切，发现"原来我可以更快乐"。当然，除写快乐总结外，让自己开心的方式还有很多。如可以罗列让自己感激的人或事，多感受人性中光明的一面；尝试做些新鲜事来丰富生活，适当发展自己的兴趣爱好；多和亲友谈心；适当放弃不太重要的事情，减少不必要的人际交往；每天至少微笑三次。

这些方法，都非常有助于血瘀体质的人调整自己的精神状态。首先在情绪上保持开心、乐观，就为血瘀体质人的养生奠定了基础。

◆ 血瘀体质也可通过按摩穴位调养

血瘀体质的人，需要活血化瘀。在具有活血化瘀作用的穴位中，最常用的穴位是期门、血海、膈俞。

期门穴：位于胸部，当乳头直下（乳头在第 4 肋间隙）、第 6 肋间隙凹陷处，为肝的募穴（图 7-1）。其气血特征为散行于天之中部的湿热水气，由穴外进入穴内后循肝经下行，募集天之中部的水湿风气，具有疏肝理气活血的

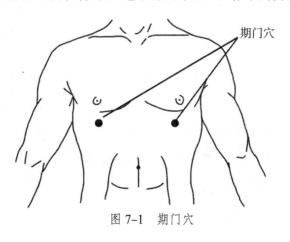

图 7-1　期门穴

作用。经常按揉期门穴，能够活血化瘀、疏肝理气。对于血瘀体质偏于气滞血瘀的人，就可以选择这个穴位进行按揉；对于肋间神经痛、胸胁胀满、呃逆等症，具有良好的缓解作用。采用指揉的方法，每个穴位按揉 2～3 分钟，每天操作 1～2 次；也可采用艾灸疗法，每次 15～30 分钟，每日 1 次。

血海穴：为脾经腧穴，具有补血活血功效。在正坐位或仰卧位时取穴，将腿绷直，在膝盖上方的大腿内侧有一块隆起的肌肉，肌肉的顶端处即是（图 7-2）。取穴时，患者屈膝，医者以左手掌心按于患者右膝髌骨上缘，2～5 指向上伸长，与拇指约呈 45° 斜置，拇指尖下即是穴位。

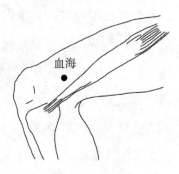

图 7-2　血海穴

血，指受热变成的红色液体也；海，即大也。血海穴名，意指本穴为脾经所生之血的聚集之处。本穴物质为阴陵泉穴外流水液气化上行的水湿之气，为较高浓度的水湿之气，在本穴为聚集之状，气血物质充斥的范围巨大如海，故名。《针灸甲乙经》中说"若血闭不通，逆气胀，血海主之"。血瘀体质之人，可按揉此穴。瘀血形成最重要原因是气机推动不力，选取此穴进行艾灸保健可以调畅气机，推动血液在全身运行，调节血液的运行量。血活起来了，能量充足了，凝集的瘀血就消散、溶化了。每天坚持点揉两侧血海 5 分钟，力量不宜太大，能感到穴位处有酸胀感即可，要以轻柔为原则。按揉此穴，还可以缓解经期疼痛，改善瘀血阻滞，血行不畅所致的月经腹痛。

膈俞穴：有活血通络、行血散热的作用。血瘀体质兼夹湿热体质者，可选用此穴。膈俞穴位于第 7 胸椎棘突下，旁开 1.5 寸（图 7-3）。取穴时，先找到两侧肩胛下角，平对第 7 胸椎棘突，棘突下旁开 1.5 寸处即是。用大拇指按揉膈俞穴 100～200 次，每天坚持，能够治疗各种血症。

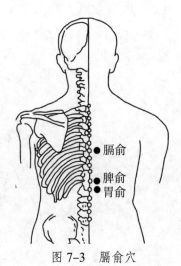

图 7-3　膈俞穴

膈俞亦为八会穴中的"血会"，在《难经》中已出现"血会膈俞"。清代医家陈修园这样说："诸经之血皆从膈膜上下，又心主血，肝藏血，心位于膈上，肝位于膈下，交通于膈膜，故血会于膈俞也。"意思就是所有经脉之血都会从膈膜通行，又因为心主血脉，肝藏血，膈位于心和肝之间，脏腑之血交汇于膈膜，所以称膈俞为血会，也就是血交会的地方。经常搭配血海穴治疗血瘀。

◆ 不吃药也能通络化瘀——三棱针点刺放血法

为了活血化瘀，血瘀体质的人还可选择三棱针点刺放血，但这种方法需要在医生的指导下选用。用三棱针刺破患者身体上的一定穴位或浅表血络，放出少量血液，来促进局部气血运行，有疏经通络、活血化瘀的作用。三棱针点刺放血有点刺法、散刺法和挑刺法三种。

点刺法，用针迅速刺入体表，随即将针退出的一种方法。多用于指、趾末端穴位。针刺前，先将三棱针和针刺部位严格消毒，并在针刺部位上左右推按，使局部充血。然后右手持针，拇食二指挟持针柄，中指紧贴针体下端，裸露针尖，对准所刺部位迅速刺入 1 ～ 2 厘米深，随即将针迅速退出，令其自然出血，或轻轻挤压针孔周围以利出血，最后用消毒棉球按压针孔。

散刺法，即在病灶周围进行多点点刺的一种方法。根据病变部位的大小，可刺 10 ～ 20 针，由病变部位的外缘环形向中心点刺。针刺深度根据局部肌肉厚薄、血管深浅而定。本法还可与拔罐疗法配合，一般在本法应用后，再局部拔罐，以加大出血量。

挑刺法，用三棱针刺入治疗部位皮肤，再将其筋膜纤维挑断的方法。针挑前先用左手按压施术部位的两侧，使其皮肤固定；右手持针，将腧穴或反应点的表皮挑破，深入皮肉，将针身倾斜并轻轻地提高，挑断部分纤维组织；然后局部消毒，覆盖敷料。

使用三棱针应注意以下几点：

一是局部皮肤和针具要严格消毒，以免感染。

二是要熟悉解剖部位，切勿刺伤深部大动脉。

三是一般下肢静脉曲张者，应选取边缘较小的静脉，注意控制出血。而重度下肢静脉曲张者，不宜使用。

第四，点刺、散刺时，针刺宜浅，手法轻快，出血量不宜过多。

第五，施术中要密切观察病人反应，以便及时处理。如出现血肿，可用手指挤压出血，或用火罐拔出；若仍不消退，可用热敷以促其吸收。如误伤动脉出血，用棉球按压止血，或配合其他止血方法。

第六，虚证、产后及有自发出血倾向或损伤后出血不止的患者，不宜使用。

由于三棱针点刺放血有一定的操作技术和应用风险，所以血瘀体质的人一定要在医生指导下选用或到医院就诊。

◆ 血脉畅通，大黄开道

说起大黄，很多人都说它是一味泻药，便秘的时候吃的就是大黄。可是大黄还有推陈出新，活血化瘀的作用。所以血瘀体质的人可以适当地吃点大黄。乾隆是历代皇帝中寿命最长的一个，他非常喜欢射箭、打猎、骑马，乃至巡游，这些都让乾隆皇帝拥有一个强健的体格。乾隆皇帝还有一个养生的方法，就是常常吃点大黄，量不多。这个时候取的就是大黄活血化瘀、推陈致新的作用。

但吃大黄时一定要注意量的问题，否则就变成泻药了。

◆ 妙用血府逐瘀汤

调理血瘀体质，可以选用血府逐瘀汤。这个方出自《医林改错》，主要有活血化瘀、行气止痛的作用。方里的药，主要有当归、生地、桃仁、红花、枳壳、赤芍、柴胡、甘草、桔梗、川芎、牛膝。实验研究也表明，血府逐瘀汤有活血化瘀，改善微循环，增加组织器官血流灌注量的效应。

王琦教授门诊堂

病例1：高太太，32岁，生了孩子以后，她的脸色变得很暗，还长了黄褐斑。月经时间还准，就是量变少了，颜色变暗，还有血块。最重要的是生了小孩以后，睡觉不好了，睡眠时间很短，睡一会儿就醒了，再想睡就睡不着了，起床以后总是觉得昏昏沉沉的。

分析解答：这就是典型的血瘀体质，还偏于瘀血阻滞在上的。这种情况除了使用护肤品以外，最重要的就是调整血瘀的体质状态，可以吃点山楂，或者喝点山楂红糖汤。

病例2：有个女孩，就要大学毕业了，正准备找工作，但没有信心，其主要原因是腿上经常会莫名其妙地出现"鬼拧青"。平时皮肤总是不太好，很干燥，还会脱皮，医院检查血小板没什么问题。为此不敢穿短裤、裙子，不敢去游泳。洗澡时总是躲躲闪闪的，生怕别人看见后笑话她。

分析解答：这个女孩也是典型的血瘀体质。这种情况一定是要调体的。平时多喝水，多吃新鲜的水果。可以用玫瑰花冲水代茶饮，可以同时服用一点"三七粉"，每天2克左右。

病例3：有个高姓男孩，24岁，有女朋友。有一次两个人在同房以后，他就出现睾丸、会阴部位疼痛，痛得吃布洛芬，吃止痛药才稍微能缓解一点。尿频、尿急、尿分叉、性功能减退这些不是他最痛苦的，而前列腺痛已经严重地影响他的学习和工作。这让他很苦恼，性格也改变了。从一个阳光的大男孩变得死气沉沉的。我看他的舌头，有很明显的瘀点。

分析解答：这也是非常典型的血瘀体质，偏于瘀血阻滞在下的。这样的情况是需要一定时间来调整体质的。可以用血府逐瘀汤、复元活血汤等，平

133

时可以吃点三七粉。

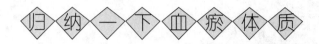

归纳一下血瘀体质

【定义】血行不畅以肤色晦暗、舌质紫暗等血瘀表现为主要特征的体质类型。

【成因】系先天禀赋，或后天损伤，忧郁气滞，久病入络。

【体质特征】

形体特征：胖瘦均多。

常见表现：平素面色晦暗，皮肤偏暗或色素沉着，容易出现瘀斑，口唇暗淡或紫，舌质暗有瘀点、片状瘀斑，舌下静脉曲张，脉象细涩或结代。

其他表现：眼眶黯黑，鼻部黯滞，发易脱落，肌肤干，或有出血倾向；女性多见痛经、闭经，或经血中多凝血块，或经色紫黑有块、崩漏。

心理特征：易烦，健忘。

发病倾向：易患癥瘕、痛证及血证。

对外界环境适应能力：不耐受寒邪、风邪。

第八章　气郁体质，郁闷

养生调体——让你胸有阳光

在日常生活中，我们经常会听到郁闷这个词。郁闷就是气不顺了，精神抑郁。国外精神病专家维兰特曾指出：人精神遭受痛苦，就意味着身体健康遭到至少长达5年的损害。这说明抑郁的精神状态不仅对健康有害，而且还会促使某些疾病较早发生，使衰老提前到来。

阅读本章，有助于解决以下5个问题：

- 为什么女人比男人更容易气郁
- 气郁的人是抑郁症患者吗
- 男性阳痿应该如何治疗
- 哪些运动有助于缓解气郁
- 气郁的人应该怎么吃怎么养

◆ 开心是福，别让郁闷影响了我们的生活质量

在日常生活中，经常听到一个词，那就是——郁闷。郁闷就是气不顺了，心情苦闷。如果老郁闷，老气不顺，那就会出问题的。现在就来讲一讲和气顺不顺有关的一种体质类型——气郁体质，也就是俗称的郁闷派。

说到郁闷，首先会想到一个人，《红楼梦》里的林黛玉，她有一种非常忧郁、低落的情绪，一种非常惆怅的心情，一种淡漠无望的眼神。曹雪芹在开篇时就说林妹妹"五内郁结着一段缠绵不尽之意"。因为这缠绵、这郁结，林妹妹变得郁郁寡欢。

《红楼梦》中描写的林黛玉由于长期处于悲悲戚戚的抑郁伤感情绪中，从而形成了"多愁多病之身"，林黛玉就是典型的气郁体质。

国外精神病专家维兰特曾指出，人精神遭受痛苦，就意味着身体健康遭到至少长达 5 年的损害。这说明抑郁的精神状态不但对健康有害，而且还会促使某些疾病较早发生，衰老提前到来。此外，《淮南子·精神训》中也说人大怒破阴，大喜坠阳，大忧内崩，大怖生狂。同样说明了精神创伤可引起机体阴阳气血失调，改变体质。

现代医学证实了精神心理因素能影响机体的免疫状态，有些人得了癌症以后，精神萎靡的情绪状态加速了疾病的进程。再来看一个现状，网络上非常流行一个叫"郁闷吧"的畅聊空间，感到郁闷的人都到这个网络中进行畅聊，人数爆满，就连一个未成年版的空间中，最上面也写了一行字：欢迎你来郁闷吧，这里有 19582 个人等待郁闷，28258 个人正在郁闷。我们遇到不

顺心的事也会经常说：我很郁闷。

是不是这种郁闷的风潮标志着气郁体质已经成为了普遍的社会现象？气郁体质不等于抑郁症，但气郁体质是抑郁症的温床。据有关调查显示，我国抑郁症的发病率为 3%～5%，目前已经有超过 8900 万人患有抑郁症。

据 WHO 的估计，中国因为抑郁障碍造成的直接和间接经济损失，每年至少超过 640 亿人民币。最严重的后果，是因为抑郁而自杀的人逐年增多。所以，摒除郁闷，改善气郁体质很重要。

◆ 寻根求源，从"气机"上排除"气郁"

在前面，我们不时提到气郁体质，怎么定义气郁体质的呢？气郁体质是气机郁滞是以神情抑郁、忧虑脆弱为主要特征的体质类型。

前面说过的几种体质类型，它们的定义主要是以客观的生理形态方面的变化为主要描述对象的。而气郁体质的描述主要是以心理状态、性格特点为主要内容的。从这个方面，也能看出气郁体质和其他体质类型的不同。

情志不畅，就是情绪不好。那怎么理解气机郁滞呢？先来说一说气机。什么是气机？气机是一个生理学名词。广泛地讲，就是指功能活动，是用来概括各个脏腑器官的生理性或病理性活动，比如气机失调、气机阻滞等。在讲气虚体质的时候，说过什么是气。气就是不断运动着的具有很强活力的精微物质。它流行于全身各脏腑、经络等组织器官，无处不到，时刻推动和激发着人体的各种生理活动。

物体都可以运动，气当然也可以运动。气的运动，称作"气机"。气的运动形式多种多样，主要有升、降、出、入四种基本运动形式。脏腑、经络等组织器官，都是气的升降出入场所。

气的升降出入运动是人体生命活动的根本，而气的升降出入运动一旦停止，也就意味着生命活动的终止。所以气机的畅通、调达是很重要的。

这种气的升降出入运动之间协调平衡，就是气机调畅。相反，气的升降出入平衡失调，就是气机失调。气机失调有多种形式。例如：由于某些原因，气的升降出入运动受到阻碍，称作气机不畅；在某些局部发生阻滞不通时，称作气滞；气的上升太过或下降不及时，称作气逆；气的上升不及或下降太过时，称作气陷；气不能内守而外逸时，称作气脱；气不能外达而结聚时，称作气结。

气机郁滞就是最常见的一种形式。气机郁滞了，不调畅了，自然机体就会有很多的表现，也会带来很多影响我们身心健康的问题。了解了气机，把握了气机的规律，我们就会懂得如何调节气机，使气机保持调畅状态。

◆ 情绪多变，胸胁胀满，你可能正在向着气郁体质转化

"天上掉下个林妹妹"，不少男士都曾经如痴如醉地追求着心目中的林妹妹。可实际上的林妹妹是怎样的呢？气郁体质又有怎样的表现呢？气郁体质的人从形体上来看，一般是偏瘦的，胖子很少。我们说的"宰相肚里能撑船"，有没有发现胖的人脾气会比瘦人好呢？气郁体质的人最重要的特征是表现在心理方面和性格上。

一般来说，这类人的性格内向不稳定，情绪多变，可能一会儿哭，一会儿又笑了。而且忧郁脆弱，做什么事都是犹犹豫豫的，一件事翻来覆去地在那儿想，总是徘徊，想不出什么结果来。敏感多疑，你会感觉他神经兮兮的，一点小事就会刺激他敏感的神经，总爱起疑心，总是带着一种怀疑的态度，对事对人都这样。

有的人高兴不高兴总是挂在脸上，同样，气郁体质的人的表现在面貌上也是很突出的。他们总是一副忧郁的面貌，神情总是烦闷的、不快乐的、惆怅的。平时心情不好，情绪低落的时候是不是会有胸闷、不舒服的感觉？同样气郁体质的人还会出现胸胁胀满，或者气机不畅了，气乱窜，出现走窜疼痛。

气机不流畅了，还经常喜欢叹气，叹一口气总是觉得特别舒服。还有的人气机郁滞了，气机不畅、上逆了，出现了打饱嗝，一连能打好几个。有的人咽喉这个地方老觉得有东西堵住了，有一种异物感，吞不下去也吐不出来。

还有的人主要表现在乳房胀痛，要不睡不着，要不老爱醒，食欲也减退了。

还有的人出现了心慌、心跳个不停，记忆力不好，老是健忘。有的人又表现为痰多，大便偏干，稀大便很少发生，小便一般来说正常。再看看舌头，舌是淡红的，苔是薄白的。脉一摸上去是弦的、细的。气郁体质的人在对外界环境适应方面，有一个很突出的表现就是有一点刺激，马上就有情绪反应，所以特别不喜欢阴雨天气。

◆ 气郁了就会有各种不适

气郁气郁，咱们说了这么长时间，那么气郁体质有些什么表现呢？

一方面，气郁体质主要表现于气机郁滞在上。

盛太太，46岁，一家房地产公司的老板，手下经营的资产过亿，是一个很有能力也很要强的女强人，做事细致周到，什么事都会操心。她每天工作都很忙，自己的一个决断、一份签单也许就决定了一个公司的存亡，要么盈利上千万，要么亏损上千万。这样的工作，这样的工作节奏，使得她长期以来压力都非常大。

来找我看病前，她总感到身体非常不舒服，觉得两侧胸胀疼，干什么都没有兴趣，情绪低落，不稳定，容易暴躁，在家里只有摔东西才能泄愤，甚至出现了自杀未遂的情况。

这样的情况把家里人吓得吃不下饭，睡不着觉。来到我诊室，一看她那个抑郁的眼神、忧愁的面孔、惆怅的心态，对世间的很多事情都是比较低沉的，情绪是低落的，怎么也看不开。再问问，她说平时老觉得头晕心烦，胸闷，特别严重的时候还觉得心慌。这种情况是要引起高度重视的，要谨防自杀事件的发生。

另一方面，偏气机郁滞在中，也是非常典型的气郁体质。

陈某，男，刚17岁，上高中二年级了，高高瘦瘦的，成绩很好，内向腼腆，在学校里非常受老师喜欢，但平时不怎么爱说话，总是一个人学习，一个人玩。

马上高三了，他妈妈带他来找我，说他一直不怎么能吃饭，同学能吃一碗米饭，他就只吃两口，想让他吃点健脾的中药调理，希望多吃一点，长好一些。

看病的时候，陈同学说话犹犹豫豫，说总觉得胃胀胀的，不觉得饿，吃不下东西，看见好吃的也没有什么食欲，平时大便基本上都是干的。每次考试前还会觉得胃痛，心情稍好一点，胃就不那么痛了。这种也是非常典型的气郁体质。

气郁体质偏于气机郁滞在下的也很常见。

屈女士，31岁，是一个东北的农民。几年前成家后，跟婆婆一起住。婆婆总是嫌她结婚几年都没有生孩子，在人前人后说一些风凉话，让她心里非常难过，常常躲着丈夫一个人哭。

好不容易半年前生了一个女儿，但东北农村里有一种不大好的氛围，就是哪家生了男孩哪家就光荣，没生男孩的还会受婆婆的气。这位屈女士生了一个女孩，生小孩的时候有些难产，用了产钳助产，本来就钳得她很害怕，但婆婆一听说生了个女孩，更是不给好脸色看，让她又愁又苦，月子也没有坐好。

生完小孩半年以后，突然崩漏了。阴道在不是月经期的时候流了很多血，怎么也止不住。有一天大出血，还被送到县医院抢救。现在虽没有大出血，可总还滴滴答答的没个完。

我再问问，她情绪很低落地说，有的时候自己一个人把自己关在屋子里，不和家里人说话，眼神总是很呆滞。一摸脉，很典型的弦脉。这是一种非常典型的气郁体质。

◆ 只要呵护好了"肝"，就能远离气郁

气郁体质是一种常见的体质类型，也是相对特征明显的一种体质类型。其体质特征偏重于心理方面，或者说更看重的是人的内心活动。我们说过气郁体质并不等于抑郁症，二者有区别和界定，只能说气郁体质是抑郁症的温

床。抑郁症是精神层面的，是一种心理疾病。但是气郁体质更多的是一种性格，情绪状态。

每个人在不同的阶段都有过气郁的体验，身心的自我调节、自我的一种承受力或者说是抗压能力会修复这种气郁的体验，但是长期的情志不畅，就会改变自我的体质状态，向着气郁体质越走越近。前面讲过什么是气郁体质，气郁体质的人有些什么样的表现，还讲到了和其他体质类型最大的区别。

怎么理解气郁呢？现在先来讲讲气郁是怎么形成的。气郁，顾名思义就是气机郁结。那么，气郁的形成就与导致气机郁结的因素密切相关了。当气温高，湿度大，气压低的时候，天气郁蒸，很难受。郁闷的时候也是郁郁寡欢，心情烦躁。

说到气郁，一定和情志有关系，而"肝"就担负着调节情志的重要任务。气机的郁结归根结底就是气的疏泄出了问题，而肝就是主疏泄的。为什么这样说呢？因为肝气具有疏通、条达、升发、畅泄等一系列的生理功能。

古人以木气的冲和条达之相来类比肝的疏泄功能，在五行中将其归属于木，故《素问·灵兰秘典论》中说："肝者，将军之官，谋虑出焉。"《素问·六节藏象论》说："肝者，罢极之本，魂之居也。"肝主疏泄功能主要表现在调节精神情志方面。

人的精神活动除了和心有关外，还与肝的疏泄功能有关。肝的这一功能正常，人体就能较好地协调自身的精神、情志活动，表现为精神愉快、心情舒畅、机智灵敏；若疏泄不及，则表现为精神抑郁、多愁善虑、沉闷欲哭、嗳气太息、胸胁胀闷等；疏泄太过，则表现为兴奋状态，如烦躁易怒、头晕胀痛、失眠多梦等。所以肝的疏泄失调就会造成气机的郁结。喜、怒、忧、思、悲、恐、惊是七情，七情也会导致情志失调而出现气郁的体质类型。

◆ 注意生活细节，谨防气郁体质这样"愁"成

具体来说，形成气郁体质的原因主要有以下几个方面。

一方面是情感所伤，前面也讲过这样的例子。随着现代生活节奏的日趋

141

加快，人们的竞争意识越来越强，人际关系也变得日渐复杂。客观上的精神压力及随之而来的榜上无名、失业、失恋、工作变动、家庭矛盾、离婚、失去亲人、经济损失等心理打击都会导致人的情绪低落。

情感方面受到伤害了，首当其冲的就是伤及肝。情怀不畅了，可使肝气失去条达的能力，直接导致气郁不舒，甚至有的人出现郁而化火，火性上炎，就会扰动心神，神不得安则不寐。这就是为什么气郁体质的人除了有精神状态方面的改变外，还会出现失眠的原因了。

目前，大多数人的心境抑郁是由心理和社会因素引起的。多数人的一生都会有一两次气郁的经历，情绪低落是正常的，随着时间的推移和自我调适，这种情绪很快就消失了。但是如果这种低落情绪长时间挥之不去，并已妨碍了自身的心理功能（如注意力、记忆、思考、抉择等）或社会功能（如上学、上班、家务、社交等）时，就应引起重视。体质是可以改变的，时间久了，必然就会走向气郁的体质类型了。

另一方面，形成气郁体质的原因和先天是密不可分的。在第一章里讲过体质的形成和先后天密不可分，先天的遗传为体质的形成奠定了基础。这种自卑、自责、悲观等情绪和先天是分不开的，悲观和抑郁可以说是相伴相生的。先天悲观主义者，就喜欢用消极的心态对待一切事物，总是用消极的思维方式去处理问题。问题越多，麻烦越多，就越消极。反过来，越消极就越悲观，越悲观就越抑郁。

身边有很多女孩，性格很内向，不善于表达，心里面有很多想法，整天憋在心里，就是不说。想着想着，想不开就走了极端。天天想，夜夜思，时间长了就容易气郁。

很多文学作品中描写的女人，是如此的楚楚动人，这楚楚动人的笔锋后面更多的是一种美丽、苍凉、柔弱的"忧郁之美"，这种"忧郁之美"就是一个人的所特有的的气质。气质就和先天密不可分了。

具备了这样的气质就有了忧郁的潜质，然后在特定的环境中，受到了一个刺激，经历了一件事情，就会把这方面的潜质引发出来。如果你是一个外向的人，就算是去扮演林黛玉，你也不会变成气郁体质的人。

还有，比如大家都有相类似的人生经历，或者说是人生的坎坷，但为什么有的人气郁了，有的人乐观地面对而过了这个坎？这就是先天的特质在发挥着作用。所以，先天的遗传是形成气郁体质的一个重要原因。

还有一个方面的原因，就是忧愁过度会导致气机郁滞。可以发现身边的抑郁人群中，有相当一部分是完美主义者，事事都要求完美。可是世界上的事情能全部完美吗？不能吧。

完美主义者的最大特点是追求完美，而这种欲望是建立在事事都不满意、不完美的基础之上的，因而他们就陷入了深深的矛盾之中。要知道世上本就无十全十美的东西，完美主义者却具有一股与生俱有的冲动，他们将这股精力投注到那些与他们生活息息相关的事情上面，努力去改善它们，尽量使其完美，乐此不疲。

通俗地说，就是把自己逼得太紧了，总是很急迫或者强求自己做一些做不到的事情，在这个过程中就会产生忧愁的心绪。

忧愁是七情之一。忧愁过度就会出现气机郁结，就像是低油耗的高马力跑车，能不出问题吗？反过来说，这些问题又会影响心理的平衡，时间久了，气不顺畅，堵住了，就出问题了。这也是形成气郁体质的一个重要原因。

◆ 气郁的人是抑郁症患者吗

虽然看不见气在人体内的运动变化，但气的运动顺畅是我们身体健康的重要保障。气机的郁结会影响机体脏腑功能，也会带来很多问题，就好像吹气球似的，只有当吹气口是通畅的，才能保证气能够进入气球，才能很容易地把气吹满。

同样的道理，如果气机郁滞了，气就不能正常地运行到各个脏腑，脏腑就不能发挥正常的生理功能。气机郁滞了，就会发生抑郁，男人阳痿了，女人脏躁了，都是一些鲜活的例子和残酷的现实。

久而久之，有了轻生的念头，生命如昙花一现。所以气郁体质的人一定不能掉以轻心，我们要高度重视这种病前的体质状态，谨防不良后果的发生。那气郁就是抑郁症吗？

气郁体质的人相较其他人来说更容易转向抑郁症。气郁体质在天桥这端的话，那么抑郁症就在天桥的那端。当你一步一步地走过去时很近，一旦意识到这个问题而转身的时候，就会离你越来越远。气郁体质是抑郁症的温床，但气郁体质并不等于抑郁症。

二者除了概念上、范畴上的不同之外，还有一个很重要的方面就是气郁体质是一种非病的体质状态，通过调整体质状态，可以截断抑郁症的发生。而抑郁症已经是一种疾病了，是身心的疾病。

据世界卫生组织统计，全球抑郁症的发病率约为11%，全球有3亿～4亿名抑郁症患者。抑郁症将成为21世纪人类的主要杀手。

随着社会的发展，生活在北京、上海及广州等大城市的白领们在高压力、高竞争的环境下迅速成为此病的高发人群。

情怀不畅、气机不畅就是根本的原因，而这也是形成气郁体质的因素。如此令人担忧的数据，时刻警示着我们一定要严防气郁的产生，将气郁的体质状态调整过来是当务之急。

◆ 调整气郁，焕发光彩，让"痿"的男人"伟"起来

气郁体质的男人，容易出现阳痿。阳痿是困扰男性的问题之一。阳痿的男人苦不堪言，一边要应付纷繁复杂的工作、人际关系，一边还要面对妻子的冷嘲热讽，这些问题让男人从此"挺不起来了"。我们经常说到"因郁致痿，因痿致郁"，这是一个恶性循环。

阳痿的男人还真不少。男性在40岁时，阳痿的患病率为5%左右，到了65岁及其以上则增至15%～25%。糖尿病患者中，阳痿的发生率高达35%～75%，高血压患者中阳痿的发生率约为15%，心脏病患者中完全性阳痿的发病率约为39%。50岁以上的男性中几乎有2/3的人受到不同程度阳痿的困扰。

气郁主要就是表现在肝气郁滞上，而男性阴茎的正常勃起就和肝气的疏泄密切相关。气郁体质的人如果遇到促发阳痿的因素，就很容易发生勃起功

能障碍。很多男人就因为气郁了，阳痿了，就感觉天要塌下来似的。所以前些年我提出来"阳痿从肝论治"，也是考虑到了气郁和阳痿的关系。

◆ 她们不是有意的——更年期综合征

男人气郁体质要注意，那女人气郁体质怎么办呢？男人和女人在气的运动方面还有一些不同。女人气郁体质的更多，这是因为女子以肝为先天，女子的情绪较男子而言更容易波动，所以气机更容易郁滞不通。特别是到了更年期的妇女，更需要我们关注。为什么呢？

更年期出现的一些症状，比如悲伤欲哭、神经兮兮、恍惚不安等，严重的都以为是得了精神病，要不怎么会被人扣上"你更年期呀"的帽子。实际上这就是一种气郁，就是"脏躁"。更年期这个年龄阶段，本身就是一个肝血亏虚的阶段，机体会有一些内分泌方面的变化。气郁体质的人在这个年龄阶段调节不好，适应不好，就很容易激化成为"脏躁"。

这类人整天发脾气，摔东西，恍恍惚惚的，动不动会没有原因地坐着哭泣，弄得家里人都围着她转。弄不好，还会导致家庭破裂。只有调整了气郁的这种体质状态，才能让这类人群平稳地度过更年期，顺利地进入老年阶段，为老年阶段的身心健康打下基础。

◆ 气郁的人应该怎么吃

通过前面的讲述，我们已经对气郁体质有了全面的了解。那么，气郁体质怎么改善呢？总的来说，气郁体质的人食宜疏肝理气，起居宜动不宜静，宜参加群体运动。

我们在前面讲过人体的"肝"担负着调节情志的重要角色，所以在饮食上宜多吃一些具有疏肝行气作用的食物。应该适当多吃一些如黄花菜、海带、山楂、玫瑰花等具有行气、解郁、消食、醒神作用的食物。

此外，还可以适当多吃蔬菜和营养丰富的鱼、瘦肉、乳类、豆制品，以及薤白、莴苣、佛手、橙子、柑皮、大麦、茴香菜、高粱皮等。柑橘理气解郁的作用很明显，也可以适当多吃。对于无饮酒禁忌的人可以少量饮酒，以促进气血液运行畅通。

忌食辛辣、咖啡、浓茶等刺激品，少食肥甘厚味的食物。

◆ 吃了黄花菜，让你"顺"起来

人们用来佐膳的黄花菜，是气郁体质人的首选，理气解郁的作用比较显著。黄花菜又叫萱草。吴中书生谓之疗愁。嵇康《养生论》云："萱草忘忧。"黄花菜大约已栽种了两千多年，是我国特有的土产。据《诗经》记载，古代有位妇人因丈夫远征，然后在家居北堂栽种萱草，借以解愁忘忧，从此世人称之为"忘忧草"。

关于黄花菜还有这样一个故事。相传秦末农民起义领袖陈胜起义前，因家境贫寒，又身患疾病，全身浮肿，可谓贫病交加，饥寒交迫，以致常以乞食度日。曾遇一黄姓好心老妇煮些萱草送给他吃，一段时间后，陈胜的全身浮肿慢慢消退，疾病痊愈，身体也强壮起来，慢慢地忘记了自己的忧愁。

后来他与吴广组织农民起义，成为历史上首开先河的农民领袖。陈胜为感谢黄姓妇女之恩情，请她常住在家里，并把萱草称为忘忧草。

清朝年间，永州地方官员开始将黄花菜作为地方贡品向朝廷进贡。清朝大员、有铁嘴铜牙之称的风流才子纪晓岚最爱吃黄花菜，用餐时一见到餐桌上的黄花菜便手舞足蹈，兴奋不能自已。他赞美道："黄花菜可是个好菜，清爽香脆，其味无穷，常吃黄花菜的人聪明。"

孙中山先生曾用"四物汤"作为自己健身的食疗食谱。"四物"即黄花菜、黑木耳、豌豆、豆芽，黄花菜位列其首。

黄花菜还有宣发镇静的作用。可以直接用黄花菜 2～3 两，加水 500 毫升煎煮，每天可以服用 300 毫升，每次服 150 毫升汤液。但鲜黄花菜中含有一种"秋水仙碱"的物质，它本身虽无毒，但经过肠胃道的吸收，在体内氧化为"二秋水仙碱"时则具有毒性。

所以在食用鲜品时，每次不要多吃。由于鲜黄花菜的有毒成分在高温60℃时可减弱或消失，因此食用时应先将鲜黄花菜用开水烫过，再用清水浸泡2个小时以上，捞出用水洗净后再炒食，这样秋水仙碱就能被破坏，食用鲜黄花菜就安全了。

食用干品时，最好在食用前用清水或温水进行多次浸泡后再食用，这样可以去掉残留的有害物，如二氧化硫等。这些是在食用黄花菜时需要注意的问题。

◆ 来自海中的福音——海带是理气化郁的珍品

平时吃海带，是因为海带含有很高的营养价值，而且富含碘，可以预防俗称的大脖子病。其实海带还适合气郁体质的人食用，既可凉拌，又可做汤。但食用前，应当洗净之后再浸泡，然后将浸泡的水和海带一起下锅做汤食用。

这样可避免溶于水中的某些维生素被丢弃，从而保存了海带中的有效成分。烹制前用清水浸泡2～3小时，中间换几次水。为保证海带鲜嫩可口，用清水煮约15分钟即可，时间不宜过久。

◆ 适合气郁体质的人经常食用的三道美食

对于气郁体质，食疗也不失为一种调养的好方法。

可以用橘皮粥进行调节。橘皮粥的做法为橘皮50克，研细末以备用。再用粳米100克，淘洗干净，放入锅内，加清水，煮至粥将成时，加入橘皮，再煮10分钟就可以了。本品理气运脾，用于脘腹胀满、不思饮食的人。

菊花鸡肝汤也比较适合气郁体质。其做法为银耳15克洗净撕成小片，清水浸泡待用；再用菊花10克，茉莉花24朵温水洗净；鸡肝100克洗净切薄片备用；将水烧沸，先入料酒、姜汁、食盐，随即下入银耳及鸡肝，烧沸，打去浮沫，待鸡肝熟，调味。再入菊花、茉莉花稍沸即可。

气郁体质的人还可以根据情况适当地选用甘麦大枣粥。用料为小麦 50 克，大枣 10 枚，甘草 10 克。可以先煎甘草，去渣，后入小麦及大枣，再加粳米 200 克，煮粥。甘麦大枣粥对于气郁体质时常悲伤欲哭，不能自持者，或经常失眠盗汗的人最适宜。

◆ 常喝柠檬茶，有助于疏肝理气解郁

用料为柠檬若干个，糖和蜂蜜。先将柠檬洗净切片放入可密封容器中，加糖拌均匀。然后密封放冰箱内，泡一晚即可。两片柠檬冲入 1 杯热水，冷却常温加蜂蜜就是柠檬茶。在制作的时候蜂蜜不要用热水冲，因为蜂蜜中含有酵素，遇上热水会释放过量的羟甲基糖酸，使蜂蜜中的营养成分被破坏。

气郁体质的人可以经常泡柠檬茶喝，它具有很好的疏肝理气解郁的作用。宋美龄平日就是经常喝点柠檬茶，以此来缓解生活和工作中的巨大压力，并进行养生的。

◆ 做情绪的主人，别让季节左右了你的心情

气郁体质的人表现出来的是一种低沉的、失落的、压抑的精神状态。在阴雨天气时会加重这种不良的情绪状态。天气能较显著地影响人们的行为与心理。

如在秋冬季节，阳光不再充沛，由阳光控制的甲状腺素、肾上腺素分泌就会减少，在血中的浓度降低。它们的减少使细胞兴奋性降低，人就会情绪低沉，总感觉很疲惫，表现出抑郁情绪。所以，气郁体质的人最难度过的就是秋冬季节。那气郁体质的人怎么顺应季节变化进行调整呢？

加强日照和光照是快乐起来的第一要领。在面积为 18 平方米的房间里，大脑的正常活动需要不少于 250 瓦特的光线照明。所以要增强日照，还要保

证睡眠，早睡早起，吃顿营养丰富的早餐，打扮整洁出门，这对于保证一天良好的情绪有一定的帮助。

还有就是不宜整日持续工作，除了中午外，早上 10 时、下午 3 时宜放下工作，喝杯茶，休息片刻。减少室内工作的时间，每日加班不宜超过 2 小时，否则会导致慢性疲劳，日子一长，很容易加重气机郁滞的情况。

饭后，宜散步或逛逛街，松弛身心，晚上到公园跳跳集体舞等。扩大生活圈子，多交朋友，培养兴趣爱好，舒缓工作上的压力。

在日常生活中，多闭目养神，让身心松弛下来。清代医学家吴尚说过七情之病，看花解闷，听曲消愁，有胜于服药者也。调节自己的心态，保持乐观，节喜制怒，经常参加一些户外活动以增强体质，多晒太阳以保持脑内 5-羟色胺的稳定，多听音乐让那美妙的旋律为你增添生活中的乐趣。

◆ 生命在于运动——气郁体质的锻炼方法

气郁体质是由于长期情志不畅、气机郁滞而形成的，运动可以疏通经络、调畅气机，通过运动就能达到很好的养生效果。体育锻炼的目的是调理气机，舒畅情志。气郁体质的人，应该尽量增加户外活动，可坚持较大量的运动锻炼。其锻炼方法主要有大强度、大负荷练习法和体娱游戏法。大强度、大负荷的练习是一种很好的发泄式锻炼，如跑步、登山、游泳、打球、武术等，有鼓动气血，抒发肝气，促进食欲，改善睡眠的作用。有意识地学习某一项技术性体育项目，定时进行练习，从提高技术水平上体会体育锻炼的乐趣是最好的方法。

体娱游戏则有闲情逸致，促进人际交流，分散注意，提起兴趣，理顺气机的作用，如下棋、打牌、气功、瑜伽、打坐放松训练等，既要兴奋，同时也要入静。抑郁的人还常伴有焦虑状态，太极拳、武术、五禽戏、摩面、叩齿、甩手等，可以调息养神。

气郁体质的人气机运行不畅，可习练"六字诀"中的"嘘"字功，以舒畅肝气。

五禽戏中的熊戏也可选用：两脚平行，自然站立与肩同宽，两臂自然下垂，全身放松，呼吸调匀，意守中宫（脐内）。随呼气，左脚向前方缓缓迈出半步，身体以腰为轴略左转，左臂向后外方舒展，臂肘微屈。同时，屈右膝，随上体的转动，左臂向前下方晃动，手臂亦随之下垂，身体重心在右腿上。随吸气，身体稍稍右转，重心逐步由右腿移至左腿，右脚收于左脚内侧。右式动作与左式相同，唯左右相反。

气功中还可以选择强壮功。强壮功是根据我国古代道、儒、释、医等诸家功法进行整理、综合而成的，是静功的一种。气郁体质者多练习强壮功，用以驱散体内积郁之气。强壮功可分为坐式、站式和自由式。

坐式：又分自然盘膝式、单盘膝式和双盘膝式三种。

站式：两足分开与肩同宽，膝微曲，含胸拔背，头微前倾，两眼轻闭，松肩垂肘，小臂微曲，两手拇指与四指自然分开如捏物状，并置小腹前，或两手置于胸前，如抱球状。

自由式：姿势不固定，可根据自身的情况选择姿势。呼吸可分为自然呼吸、深呼吸和逆呼吸三种。自然呼吸即不改变原来的呼吸形式，任其自然，对初学气功者和老年体弱及肺结核等患者较适宜。深呼吸在自然呼吸的基础上，再呼吸得细长、缓慢些。逆呼吸法是在吸气时扩胸缩腹，呼气时收胸鼓腹，由浅入深，逐步锻炼。

◆ 气郁体质应该怎样精神调养

在情志调摄上，应该培养乐观情绪，做到精神愉悦，气血就会和畅，血脉就会流通，这非常有助于改善气郁体质状况。在精神调摄方面，气郁体质和血瘀体质是有相似之处的，应遵循《素问·阴阳应象大论》"喜胜忧"的情志相制原则进行养生。

气郁体质的人是情怀不畅造成的，这全都是郁闷惹的祸。郁闷不是病，但闷起来真要命。可话说回来，谁又能够没有烦恼呢？说得夸张点，生存就是烦恼。直面烦闷，唯一切实可行的办法就是树立自己的精神志向。毛泽东主席曾经说过："人是要有点精神的。""穷且弥坚，不坠青云之志"是一种精神，"志者不饮盗泉之水，廉者不受嗟来之食"是一种精神，"奋发图强，励精图治"是一种精神，"三军可夺帅，匹夫不可夺志"也是一种精神。如何建立精神支柱，去重塑精神志向，关键在于自己。

将自己定格于奋发向上的状态，将生活安排得充实紧凑，到那时你再也不会感觉郁闷了，生活的充实会使你没有空余时间去烦恼。郁闷到底是怎么来的？其实，全都是心态使然。一个人怨天怨地，怨东怨西，觉得事事不顺心，事事不如意。时间久了，必然就加入到了"气郁一族"。然而，如果说有一个人，他认为生活很无趣，老喊着"郁闷"，那倒还好，因为那只是一个人的苦恼。可偏偏"郁闷"具有强烈的传染性，几个人聚在一起谈"郁闷"，那郁闷的影响力就难以估量了。

时下有的年轻人原本对生活、对人生、对社会就没有太多正确的认知，再经这种气氛一渲染，就更会产生思想上的偏差了。这也不是，那也不对，从而浑浑噩噩地游戏人生，再也摆脱不了"郁闷"的纠缠。

能否摆脱"郁闷"，关键在于自己是否真正想让生活有意思起来。生活中本来有许多有意思的事情可做，只是郁闷的人总是用"没意思"的有色眼镜去看待世界，这样一来，什么有意思的事情也会变得索然无味。

一个有追求的人，他能够找到自己的位置，使自己充实起来。因此，"郁闷"主义者，应当重新审视自己，摆正个人与社会的关系，以积极的态度去面对生活，如此就会发现，生活原本就是丰富多彩的，而非想象中的"郁闷"。社会是一块调色板，每个人都可以从中找到适合自己的颜色，从而实现自我。

但实现自我，并不是那么容易的，你需要做许多的努力，但最关键的是你必须要先使自己融入社会。与社会格格不入，什么都看不惯，在那儿自命清高，孤芳自赏，是不可能得到社会认同的。对于气郁体质的人来说，脱离郁闷才是养生最好的方法。只有脱离了郁闷，才能摆脱气郁体质的纠缠，才能迎来人生的新天地。

◆ 打通郁滞——气郁者的三大保健要穴

　　气郁体质的人也可以通过穴位按摩来调体，如按摩合谷、期门、太冲等穴位。

　　合谷：为大肠经原穴，具有行气通络、镇静止痛的功效。合谷位于手背部，第2掌骨中点桡侧（图8-1）。以一手拇指的指间关节横纹，放在另一手拇、食指之间的指蹼缘上，当拇指尖下便是（图8-2）。俗话说"面口合谷收"，虽然合谷穴属于大肠经，但中医有同气相求的原理，刺激合谷穴不但可以调动大肠经的经气，也可以调动胃经的经气，所以可以用于头面部和口部疾病的治疗。

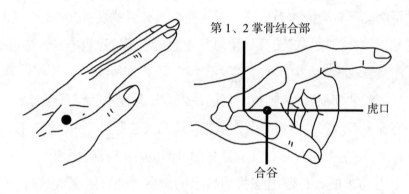

图 8-1　合谷穴

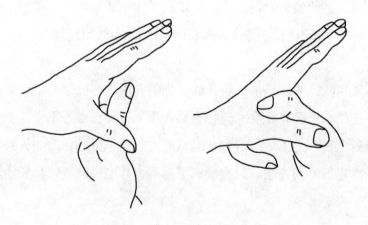

图 8-2　合谷简便取穴步骤

期门：气郁体质偏于气机郁滞在中焦的，可以选用期门这个穴位。期门位于胸部，乳头直下的第6肋间隙凹陷处（图8-3）。期门是肝之募穴，并且是足太阴、厥阴、阴维之会。具有健脾疏肝，理气活血的功效。对于气机不畅的胸胁胀痛最为适宜，我们可以每天按摩期门3次，每次3分钟。若同时配合敲胆经，则疏肝理气的效果更好。

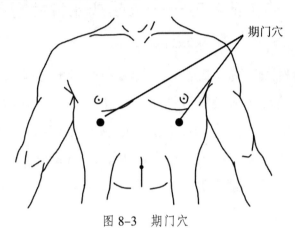

图8-3　期门穴

太冲：是肝经原穴，经常按摩太冲穴，有疏肝理气、缓解气郁的功效。太冲穴位于足背侧，第1、2跖骨结合部之前凹陷中（图8-4）。气郁体质的人情怀不畅，闷闷不乐，气郁时间久了必然会阻滞血液的运行。按摩太冲穴，可以让大脑的左右半球交替产生兴奋和抑制，使神经内分泌系统得到有效的调节，并促进心血管系统的功

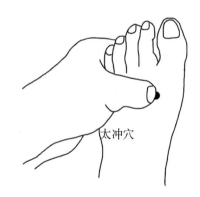

图8-4　太冲穴

能，改善血液循环，增强人的体力和精力，使气机郁滞的状况得到有效的缓解。太冲位于肝经腧穴的最下部，所以气机郁滞偏于下的人，可以经常按摩这个穴位。

合谷和太冲配合，俗称"开四关"，具有舒畅全身气机的作用。合谷主气，太冲主血。人体活动离不开气血，在发生病变时也不外乎气血。气为血之帅，血为气之母，气血不调是重要的致病因素。针灸治病的主要机制，也是通过经脉调节人体气血。合谷属多气多血之阳明经，偏于补气、活血；太

冲属少气多血之厥阴经，偏于补血、调血。合谷、太冲二穴相配，堪称经典。两穴一阴一阳，一气一血，一脏一腑，气血阴阳同调、脏腑同调。合谷调血中之气，太冲理气中之血，气血调和则诸病自愈。

◆ 祛烦除躁的古典名方——柴胡加龙骨牡蛎汤

柴胡加龙骨牡蛎汤是《伤寒论》里面一个经典的方剂。古时用于治疗往来寒热，胸胁苦满，烦躁惊狂不安的一类病证。方子中用柴胡12克，龙骨、黄芩、生姜、铅丹、人参、桂枝（去皮）、茯苓各9克，半夏、大黄（切）、牡蛎（熬）、大枣（擘）各6克。因为铅丹有毒，我们把它改成重镇安神的灵磁石。这道汤饮对于气郁体质属气机郁滞在下的人很适用，但必须注意此方要在中医师的指导下使用。

✚ 王琦教授门诊堂

病例1：季女士，34岁，某电视台法制频道的一名资深记者。我们知道干记者工作的人，生活是不规律的，经常熬夜，加班加点地干活。这位法制节目的记者，为了得到及时、真切的现场报道，经常追随警队出警办案，拍摄下了很多珍贵的镜头。2008年5月，汶川大地震时，她第一时间站出来报名参加了随武警部队救援队的出征。由于在现场看到了很多悲惨的场面，回北京以后她头晕脑鸣、心情烦闷、忧愁、失眠，还有月经量突然变得很少，工作的时候也难以集中精神。

分析解答：这就是典型的气郁体质，还偏于气机郁滞在上。这种情况最重要的就是要及时调整气郁的体质状态，防止出现抑郁症，可以吃点逍遥丸进行调节。

病例 2：田先生，45 岁，结婚 17 年。最近妻子失业了，他的收入成了家里唯一的经济来源。由于孩子刚上高中，生活压力很大，食量突然下降，吃饭也觉得不香了，还总是说错话，心里想的和嘴上说的不一样，明明看见的是张三，却把人家叫成了李四。最近还经常和妻子吵架、摔东西，很烦躁，连孩子都离他远远的。

分析解答：这也是非常典型的气郁体质。这个岁数也是处在男性更年期的阶段，有些烦躁表现也是很正常的。首先要摆正心态，把不满的情绪通过适当的形式发泄出来。要多参加户外活动，适当地多吃点黄花菜。

病例 3：有个男孩，大学毕业后读了硕士。本来是好事，可他怎么也高兴不起来，情绪很低落。他烦恼什么呢？不是烦恼学习跟不上，也不是烦恼经济上读不起书，而是说因为自己尿频，不爱和女朋友见面了，不爱和女朋友讲话了，越这样女朋友越伤心，但自己是爱她的。再一问，除了尿频，平时老是喜欢无缘无故地叹气，老爱莫名其妙地生气。我一摸脉，脉是弦的。

分析解答：这个男孩也是典型的气郁体质，是偏于气机郁滞在下的。平时要放宽心，不能被尿频给吓倒了。应及时治疗尿频，调整好心态。

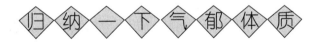

【定义】气机郁滞以神情抑郁、忧虑脆弱等气郁表现为主要特征的体质类型。

【成因】先天遗传，或因精神刺激、暴受惊恐，所欲不遂、忧郁思虑等。

【体质特征】

形体特征：形体瘦的人较多。

常见表现：性格内向不稳定、忧郁脆弱、敏感多疑、对精神刺激适应能力比较差，神情时常烦闷不乐。

其他表现：胸胁部胀满或走窜疼痛，多善太息，或嗳气呃逆，或咽间有异物感，或乳房胀痛，睡眠较差，食欲减退，容易受到惊吓，健忘，舌淡红，苔薄白，脉象弦。

心理特征：性格内向不稳定，忧郁脆弱，敏感多疑。

发病倾向：郁证、脏躁、百合病、不寐、梅核气等病证。

对外界环境适应能力：对精神刺激适应能力较差，不喜欢阴雨天气。

第九章　特禀体质，过敏
养生调体——让你笑迎春光

全世界花粉过敏患病率已达5%～10％，我国的病人也在逐年增多。花粉过敏会给人带来很多不适，如打喷嚏、流鼻涕等。花粉过敏只是过敏中的一种，此外还有诸如海鲜过敏、化妆品过敏、酒精过敏等多种形式。过敏，属于一种偏颇的体质类型。要想防治过敏性疾病，就需要调整过敏这种偏颇的体质类型。

阅读本章，有助于解决以下问题：

● 过敏体质是怎么形成的

● 怎样根除荨麻疹、过敏性鼻炎、哮喘、皮炎

● 按摩哪些穴位可以有效调理过敏

◆ 防病从了解开始——什么是特禀体质

在生活中，相信大家对过敏一定不陌生。过敏现象，就属于典型的特禀体质。特禀体质是九种体质类型中比较特殊的一种，从"特禀"这个词中就可以看出来。特禀中的"特"蕴含着特殊的意思在里面。那什么是禀呢？禀就是禀赋的意思，是来源于先天的，和父母的遗传密不可分。

特禀体质，我们就可以理解为是来源于父母的一种特殊的体质类型。孩子出生之前，在母体内会遗传到父母双方的一些特征，同时受到其他一些因素的影响。这个特禀体质就是指禀赋比较特殊，较一般人差一点的体质，它包括三种：第一种是过敏体质，有过敏性鼻炎、过敏性哮喘、过敏性紫癜、湿疹、荨麻疹等过敏性疾病的人大多都属于这一类。第二种是遗传病体质，就是有家族遗传病史或者是先天性疾病的，这一类大多很难治愈。第三种是胎传体质，就是母亲在妊娠期间所受的不良影响传给胎儿所造成的一种体质。

有些人是家族性的过敏，从小就有，持续一生；有些人可能三四十岁了才发现。也就是说，这种人存在先天特殊条件，什么时候发作受环境影响。

过敏体质通过调整偏颇体质状态，可以转变为正常体质状态。我们将特禀体质称为过敏派。现在就来讲一讲这种特殊的体质类型。

我们定义的过敏体质是在禀赋遗传基础上形成的一种特异体质，在外在因子的作用下，生理功能和自我调适力低下，反应性增强。其敏感倾向表现为对不同过敏原的亲和性和反应性，呈现个体体质的差异性和家族聚集的倾向性。过敏体质是过敏性疾病发生的内在条件，体质因素决定了个体是否会发生过敏反应及过敏反应的发生程度。

过敏体质的人会出现药物过敏、食物过敏、花粉过敏、精液过敏、气味过敏等，表现为过敏性鼻炎、过敏性哮喘、过敏性皮炎、荨麻疹、湿疹、过敏性紫癜等。

过敏体质的人对外界环境的适应能力较差。比如对春季或秋季花粉过敏的人，不能适应春秋季节；对尘螨过敏的人，不能适应屋内有尘土的环境；对日光紫外线过敏的人，不能适应户外或光照环境；对冷热空气过敏的人，不能适应季节交替或环境温差的改变。

◆ 哪些是过敏体质，哪些不属于过敏体质

什么是过敏体质？有什么样表现的人是过敏体质？一般是将容易发生过敏反应和过敏性疾病的人，称为"过敏体质"。具有"过敏体质"的人可发生各种不同的过敏反应及过敏性疾病，如有的患湿疹、荨麻疹，有的患过敏性哮喘，有的则对某些药物敏感而发生药物性皮炎，甚至剥脱性皮炎。但只是偶尔对某种已知因素发生了过敏反应或者有过敏表现的人，我们是不能称作"过敏体质"的。

过敏体质的人对某种因素的反应一定是可重复性的，也就是对某种东西过敏不只是一个偶然现象，而是反复发生的。医学上把过敏变应性分为 4 种不同种类，并以罗马数字 I 至 IV 来命名。其中最常见的是 I 型和 IV 型。 I 型有时也被称为"特应性"或者"速发型变应性"。例如，人体在被昆虫蜇伤后几秒钟就会作出反应，动物毛发过敏和花粉过敏在几分钟内就有反应，食物过敏的时间则在 30 分钟以内。与此相反， IV 型过敏的反应则要慢得多，症状要在一天或者几天之后才会出现，例如装饰物过敏和许多类型的职业过敏等。因此，人们把它称为"迟发型变应性"。

全世界花粉过敏患病率已达到 5% ～ 10%，我国的病人也在逐年增多。对花粉过敏的人会出现眼、鼻、耳黏膜及皮肤瘙痒；过敏性鼻炎的患者表现为打喷嚏、流鼻涕；如过敏发生在支气管黏膜上，病人就会出现哮喘症状。

化妆品过敏能导致皮肤红、肿、热、痛、起水泡等过敏症。

速发型过敏反应是一种常见的过敏反应，主要为呼吸道过敏反应、消化道过敏反应、皮肤过敏反应，以及过敏性休克。表现的病症主要为过敏性鼻炎、过敏性哮喘、过敏性肠胃炎，以及湿疹、荨麻疹、斑疹、丘疹、划痕症、异位性皮炎、风团皮疹、皮肤瘙痒等过敏性皮肤病。

对空气过敏的会出现连续性喷嚏、大量流清涕、鼻塞、鼻痒、咽痒、外耳道痒等，有的是常年性的，有的是季节性的。发病时鼻甲肿胀、湿润，颜色苍白，表面光滑。有些人在食用鱼、虾、蟹、蛋、奶等食物或服用某些药物后，可发生胃肠道过敏，主要表现为恶心、呕吐、腹泻、腹痛等症状。

目前全球有22%的人群患有过敏性鼻炎、哮喘、湿疹等过敏性疾病，并以每10年2～3倍的速度增加。依此类推，目前我国有2亿多人患有过敏性疾病，应该引起重视。而诱发过敏反应的抗原称为过敏原，过敏原是过敏发生的必要条件。引起过敏反应的过敏原物质常见的有2000～3000种，医学文献记载接近2万种。它们通过吸入、食入、注射或接触等方式，使机体产生过敏现象。过敏原我们是防不胜防的，所以我们只有改变体质状态，才能真正地预防过敏。

◆ 他们都曾受过敏的困扰——三位过敏患者求医记

找我看病的人中，经常可以见到这种情况。

一方面过敏体质主要表现为呼吸道过敏，比如出现过敏性鼻炎、过敏性哮喘。这是其中最为常见的一种。

郑先生，国家某部委的领导干部，40岁刚出头。作为一名国家公务员，40岁本是干劲正足的时候，可是他却像霜打的花儿，没有一点精神。为什么呢？因为一到每年的八九月份他就频繁地打喷嚏、流鼻涕、鼻子痒、咽喉痒、眼睛痒，甚至还出现了气短、胸闷。自己主持或参加会议都没法进行下去，开始一直当感冒看待，吃了很多感冒药也没有见好，发展越来越重，最后到医院彻底检查，原来是发生了过敏性鼻炎和过敏性哮喘。

另一方面可表现为消化道过敏，在食物过敏中最常见。

杨某，女，7岁，刚上小学一年级，是家里面的宝贝女儿。父母都是高级知识分子，高学历人才。父母因为一直在读书，全身心地投入学业中，所以结婚好多年都没有要孩子，等事业稳定下来，她的母亲在34岁的时候生了这个女孩，如获珍宝，家里上上下下都宠着这个小女孩。可是这个小女孩很让人头疼，因为身体不太好，从出生到现在7年了，一直在腹泻。

腹泻不断，开始没当回事，后来发现不对劲了，到处去看，说是什么脾气虚了，还有的说是湿热重了，吃了中药西药。小女孩吃药都吃怕了。后来没辙了，听人说去查查是不是过敏了，到变态反应科一查，是对奶制品过敏。腹泻是过敏反应，所以就出现了消化道的这些症状。这种情况是非常典型的过敏体质，要谨防巨型荨麻疹的发生。

还有一种情况就是皮肤过敏。

今年春天，有个巴拿马华人带着孩子来找我看病，这个人七八年前来中国找我看过病，那个时候他已经有20多年的过敏史了。巴拿马是一个海岸城市，他是一个小企业主，卖鱼，家里有冰库，他必须要进出冰库放鱼、取鱼。巴拿马气候很炎热、出来就热得不行，进去就冷得要死，还有天天接触鱼虾，就出现了过敏。浑身痒，起红色的疙瘩，严重的时候还流水。出现了湿疹，就开始吃扑尔敏，年年吃，一发作就吃，吃得他很烦躁、失眠、便秘。当时我就帮他调体，吃了一段时间中药，就没怎么犯过了。现在他的孩子也出现了同样情况。这是非常典型的过敏体质，主要表现在皮肤上。

◆ 常见的过敏原有哪些

什么是过敏原？接触这种物质一定时间后，机体被致敏了。这段时间内没有临床症状，当再次接触过敏原后，就发生了过敏反应。所以说，往往第一次接触到的物质不会过敏，反复接触后可出现过敏的症状，症状一般还会逐渐加重。常见的过敏原有以下几类：

吸入式过敏原：如花粉、柳絮、粉尘、螨虫、动物皮屑、油烟、油漆、汽车尾气、煤气、香烟等。

食入式过敏原：如牛奶、鸡蛋、鱼虾、牛羊肉、动物脂肪、异体蛋白、酒精、抗生素、香油、香精、葱、姜、大蒜，以及一些蔬菜、水果等。

接触式过敏原：如冷空气、热空气、紫外线、辐射、化妆品、洗发水、洗洁精、染发剂、肥皂、化纤用品、塑料、金属饰品（手表、项链、戒指、耳环）、细菌、霉菌、病毒、寄生虫等。还有医源性注射式过敏原，如青霉素、链霉素、异种血清等。

另外机体自身组织抗原，比如精神紧张、工作压力、受微生物感染、电离辐射、烧伤等生物、理化因素影响而使结构或组成发生改变的自身组织抗原，以及由于外伤或感染而释放的自身隐蔽抗原，也可成为过敏原。

◆ 保护才能免受伤害——过敏性鼻炎患者的防护小方法

人是一个自然的人和社会的人，不可能脱离了自然、脱离了社会而独立存在。为了防止过敏，为了避开过敏原，难道我们就不能在大自然中感受森林、树木、花草，甚至不能呼吸新鲜空气了吗？同样的，我们要生存，首先要生活，生活是实实在在的事情，离不开吃，离不开穿。怕过敏，难道就不吃不喝，也不穿了吗？只有改变体质状态，才是解决问题的根本。那过敏体质应该注意些什么呢？

相较其他人来说，过敏体质的人更容易出现吸入性过敏症，比如出现过敏性鼻炎。过敏性鼻炎又叫变应性鼻炎，是鼻腔黏膜的变应性疾病，并可引起多种并发症，会出现眼睛发红发痒、流泪；鼻痒，鼻涕多，多为清水涕，感染时为脓涕；鼻腔不通气，耳闷；频繁地打喷嚏。严重的还会出现嗅觉下降或者消失，头昏，头痛等很让人苦恼。

有一种季节过敏性鼻炎，又称花粉性鼻炎，可发生于任何年龄，但以青年人较为常见。常常因为吸入了花粉，出现过敏症状。过敏性鼻炎的人最难度过的季节就是春季。北方春季柳絮飘飘，稍不注意，很容易就发作了。

过敏性鼻炎的发生与遗传和环境因素有关。患者具有过敏体质，可以有家族史，在接触过敏原后就会发病。过敏性鼻炎最根本的保健措施就是要调整体质状态，还要尽量避免过敏原。当症状主要发生在户外时，应尽可能限制户外活动，尤其是接触花草或者腐烂的树叶，以及柳絮和法桐上的果毛，外出时可以戴口罩，或者可以到过敏原较少的海滨。

过敏性鼻炎病人最好不接触、喂养宠物。与一般的认识相反，动物的毛发多不会引起过敏，而动物的皮屑、唾液及尿中的蛋白质则容易引起过敏症状，这时不可见的蛋白质可以通过空气进入人的眼睛或者肺部和鼻腔。由于猫类和犬类都能产生皮屑，所以要尽量避免接触。

◆ 怎样才能根除过敏性哮喘

过敏性哮喘是一种比较顽固的疾病，也是一种危急重症，多在婴幼儿期发病，如果忽视治疗，可以伴随终身。大部分哮喘患者都存在过敏性鼻炎或其他过敏现象，发病前兆会有打喷嚏、流鼻涕、鼻痒、眼痒、流泪等症状。

这些症状与呼吸道感染或炎症相似，早期容易被忽视，也极有可能被误诊。如不及时处理，可因支气管阻塞加重而出现哮喘，严重者可被迫采取坐位或呈端坐呼吸，干咳或咯大量白色泡沫痰，甚至出现紫绀等。

某些患者在缓解数小时后可再次发作，甚至导致哮喘持续状态。严重的时候会危及生命。研究发现，40%～50%的过敏性鼻炎可以伴发过敏性哮喘。所以过敏体质的人一定要谨防吸入性过敏症的发生，只有将过敏的体质状态调整过来，才能根除过敏性哮喘。

◆ 对付荨麻疹要从根子上预防

过敏体质的人，也容易出现食入性过敏症，比如出现腹泻，出现荨麻疹。出现荨麻疹，最常见的就是吃了鱼、虾、蟹、蛋类食物。荨麻疹是一种常见的过敏性皮肤病，会在身体不定的部位，比如一会儿在上肢，一会儿在胸背，冒出一块块形状、大小不一的红色斑块。这些产生斑块的部位，会发生瘙痒。

如果不去理会它，疹子就会越出越多，也会越来越痒，是荨麻疹中最常见的一种表现。可能有的人还不以为然，觉得没什么，但是如果出现胃肠型荨麻疹，就会伴有恶心、呕吐、腹痛、腹泻。腹痛范围广，无固定压痛点，说不清是什么地方痛。

有的人还会出现心脏性荨麻疹，同时伴发心脏功能的改变，出现心悸、心慌、胸痛、胸闷、气急、心律失常等。甚至有的人出现了巨型荨麻疹，也就是血管性水肿，如果发生在喉头部，这样的情况就很不妙，可能不要 1 分钟就会一命呜呼。

荨麻疹是可怕的，但并不是不可以治疗或预防的。要想从根子上预防或治疗它，那改变过敏体质是最有效的。

◆ 治人不治病，对人不对病——养生、治病新概念

目前有一种方法治疗过敏性疾病，就是免疫疗法。这种疗法是在 1911 年开始应用于临床的，当时是叫脱敏疗法，后来发现在治疗的过程中，体内会产生免疫方面的变化，才改称为免疫疗法。

这种治疗方法就是你怕什么我们就给你来什么，将各种会导致过敏的东西从小剂量开始慢慢增加，通过皮下注射、含服、喷鼻等方法进入体内，最终达到有效的剂量。其目的就是增加患者对这种过敏物质的抵抗力，以后再遇到这种物质以后，症状表现就会减轻。

这种办法费时费力。再说了，大千世界那么多的致敏原，你能解决几个？今天好了这个，明天又来那个，而且像上面说到的那些过敏性疾病严重影响我们的身体健康。实际上，可以通过中医中药来调整过敏体质状态。不管你是什么过敏，把你的过敏体质调好了，就不会再过敏了。

我们提倡"治人不治病，对人不对病"的调体思想才是正确的、有效的。

◆ 常吃这些食物，可有效改善过敏

现在，对于过敏体质，我们已经相当了解，那么过敏体质怎么改善呢？总的来说，过敏体质的人宜食益气固表，起居避免过敏原，加强体育锻炼。

过敏体质的人，有的即使不感冒也经常鼻塞、打喷嚏、流鼻涕，容易患哮喘，容易对药物、食物、气味、花粉、季节过敏，有的皮肤容易起荨麻疹，皮肤常因过敏出现紫红色瘀点、瘀斑，皮肤常一抓就红，并出现抓痕。所以在饮食方面就应该清淡、均衡，粗细搭配适当，荤素配置合理，多吃一些益气固表的药物和食物。益气固表的药中有黄芪、山药，太子参也有益气的作用。

在食物方面可以适当地多吃一些糯米、燕麦、红枣、燕窝、菠菜、胡萝卜，还有被称为"水中人参"的泥鳅。少食荞麦（含致敏物质荞麦荧光素）、蚕豆、白扁豆、牛肉、鲤鱼、虾、蟹、茄子、酒、辣椒、浓茶、咖啡等辛辣之品及腥膻发物。

◆ 服用它益气固表——黄芪

黄芪不仅是一味名药，还被广泛应用于食疗，过敏体质的人可以适当多吃。黄芪粥是中国传统的药粥，在宋代就已经风行，苏轼写过"黄芪煮粥荐春盘"，可见苏轼是食用过黄芪粥的。

《旧唐书·方伎传》中记载了这样一则故事：唐肃宗刚继位不久，太后突然昏迷过去，牙关紧闭，文武百官一筹莫展。肃宗十分焦急，忽然想起黄芪有益气之功，便对御医说：太后既然不能服药，宜把黄芪煮汤，用汤气治疗，药入皮肤，可望治好。御医赶忙煮黄芪汤数斛，置于太后榻下。顿时满室药味弥漫，不多时，太后苏醒，病慢慢好了。

对于过敏体质的人来说，首要的调体大法就是益气固表，所以可选用黄芪。比如单用黄芪15克泡水代茶饮；或用黄芪60克煎煮取汁，每天服用2

次，每次 150 毫升。

此外，过敏体质的人，还可选择防风。防风主要起祛风固表的作用，所以对过敏体质的人来说是有一定效果的。可以在用黄芪的基础上加用防风 10 克，煎煮汤药取汁，每天服用 2 次，每次 150 毫升。

◆ 灵芝调理过敏

灵芝能改善过敏体质。每日可用无柄灵芝 6 克研末，白开水送服，或煮水喝。

灵芝在《神农本草经》中记载为"长久食用可身轻、长寿"。近年来的临床实验表明，灵芝对于 I 型至 IV 型的过敏都有效，自古以来便有灵芝治疗支气管哮喘有效一说。现代研究表明，灵芝具有阻断肥大细胞脱颗粒、抑制 IgE 抗体产生的作用，而且有部分灵芝效用特佳，已被药界广泛应用。

无柄灵芝还可与制首乌合用，培补肝肾、益气养血，增强机体对外界环境的应变能力。

◆ 营养丰富的燕麦，可提高身体免疫力

燕麦味甘、性平，首见于《唐本草》。据中国医学科学院卫生研究所的综合分析，我国裸燕麦含粗蛋白质达 15.6％，脂肪 8.5％，另有淀粉及磷、铁、钙等元素，与其他国家日常食用粮食相比均名列前茅。燕麦中水溶性膳食纤维分别是小麦和玉米的 4.7 倍和 7.7 倍。燕麦中的 B 族维生素、尼克酸、叶酸、泛酸都比较丰富；特别是维生素 E，每 100 克燕麦粉中含量高达 15 毫克。燕麦是药食用源食品，具有降低胆固醇、血脂，预防糖尿病、结肠癌和心血管疾病，改善便秘，控制体重，增强免疫力，益气抗疲劳，以及抗过敏等功效。我国燕麦传统饮食地区的民谚有"四十里莜面三十里糕，二十里荞面饿断腰"，其中的莜面指的就是燕麦磨成的面，可见燕麦具有优于其他谷物

的益气抗疲劳作用。

此外，燕麦粉中还含有谷类粮食中均缺少的皂苷。蛋白质的氨基酸组成比较全面，人体必需的 8 种氨基酸的含量均居首位，尤其是赖氨酸含量高达 0.68 克。经常食用燕麦，可以提高机体的免疫力，这对于防止过敏发生有至关重要的作用。最简单的方法是将燕麦做成燕麦粥，晨起食用。

◆ 五道药膳助你改善过敏体质

对于过敏体质的人而言，最好的药膳莫过于固表粥。可以用乌梅 15 克，黄芪 20 克，当归 12 克，放入砂锅中加水煎开，再用小火慢煎成浓汁，取出药汁后，再加水煎开后取汁，用汁煮粳米 100 克成粥，加冰糖趁热食用，可养血消风，扶正固表。对于有过敏性鼻炎、过敏性哮喘、荨麻疹等表现的人，都可以适当地选用。

给大家介绍一个葱白红枣鸡肉粥。这个药膳对于过敏体质，有过敏性鼻炎，比如表现出鼻塞、打喷嚏、流清涕的人特别适用。用粳米 100 克，红枣 10 枚（去核），连骨鸡肉 100 克分别洗净，姜切片，香菜、葱切末。锅内加水适量，放入鸡肉、姜片大火煮开，然后放入粳米、红枣熬 45 分钟左右，最后加入葱白、香菜，调味服用。

经济条件好的人，可以用黄芪灵芝炖瘦肉。需要准备的原料有：黄芪 60 克，灵芝 15 克，猪瘦肉 100 克，姜 1 块。首先把黄芪和灵芝放在清水里浸泡半个小时，将瘦肉洗干净切成小方块。接下来将泡好的黄芪和灵芝放进砂锅，再将切好的猪瘦肉、整块的生姜也都放进去，加入适量的盐，再倒入适量的清水，盖上盖，等到水开之后，上火隔水蒸，用大火蒸 3 个小时。3 个小时之后，这道黄芪灵芝炖瘦肉就做好了。黄芪灵芝炖瘦肉的补气固表作用较好。黄芪具有补气固表升阳的作用；加上灵芝性味甘平，具有补气血、安心神、健脾胃的作用；再加上瘦肉本身就有筋有血，可以调养身体。黄芪、灵芝、瘦肉合在一起，可起到一个补益气血、调养身体的作用。

小麦山药汤也很适合过敏体质的人。小麦山药汤有补气敛汗的作用，可以改善过敏的症状。用浮小麦 30 克，山药 30 克，同煎取汁，加糖调味。

对于过敏性哮喘的人，可以用芦荟油煎鸭蛋。将香油 50 克烧热，放入切成细片的芦荟 30 克，炒至微黑色，加入 1 枚鸭蛋，炒熟后食用，每天 1 次。食后偶有轻度腹泻，这是正常现象。

对于过敏体质的人来说，上面的这几道药膳都比较适合，可以根据自己的情况选择服用。

◆ 过敏体质者怎样为自己的春游、秋游加把"安全锁"

过敏体质的人存在一些先天的禀赋不足，体质总是处于一种低弱的状态，对外界环境的适应能力比较差，当然包括对社会的、自然的适应性。比如对过敏季节适应能力就比较差，容易引发宿疾。而春季和秋季就是过敏体质的人最难度过的季节，也是病情容易加重的季节。那过敏体质的人，应该怎样顺应季节的变化进行调整呢？

春季主要是风沙较大，空气中的粉尘相对较多，加上百花盛开，各种花粉在空气中形成一种类似于粉尘的漂浮物，过敏体质的人一旦接触到这些漂浮物，很容易引起过敏症状。

春季养生主张的就是"早起晚睡，广步于庭，防范风邪，护卫阳气"，这正是顺应春季的养生法则。说的是要防寒保暖多捂，不可过早脱去冬装，宜晚睡早起，庭院散步，放松形体，情志畅达，遵循顺时养生。所以起居上应该晚睡早起，经常到室外、林荫小道、树林中去散步，与大自然融为一体，以应春天生长之气。譬如假日去踏青问柳，游山戏水，陶冶性情，会使气血调畅，精神旺盛，精力更加充沛。春天空气清新，这种环境最利于吐故纳新，充养脏腑。锻炼则会增强免疫力与抗病能力，少患流感等疾病，且令人思维敏捷，不易疲劳。

过敏体质的人在外出时应戴口罩、眼镜，手、足等部位也尽量不要暴露在外。早晨户外活动时，要选择避风向阳、温暖安静的地方；当感到出汗时，应减小运动强度，减缓运动速度或休息，千万不可忙着脱衣服，因为春天气候多变，时寒时暖，人体皮表疏松，对外邪抵抗力减弱，也容易诱发过敏。

到了春天，人们往往只感觉到阳光的温暖，而忽略了紫外线对皮肤的伤害。而此时，皮肤对紫外线等外界各种损伤因素的防护能力却是一年当中最弱的。换句话说，如果一个人对紫外线过敏的话，往往从春天开始就加重病情。因此，春天防晒也很关键。

春季皮肤易过敏的人，除了要远离花粉和粉尘等过敏原外，在饮食上要防"病从口入"。要少吃花生、瓜子等坚果类零食和辛辣食物，以免燥热上火。应多吃一些汤、粥和具有养阴、滋阴作用的食物，如大枣、枸杞等。

除此之外，要注意多喝水。对于过敏性鼻炎的人来说，起床前先在被窝里多加件衣物，起床后喝杯热开水，如能戴口罩预防冷空气直接进入鼻腔，更能预防鼻过敏、鼻塞发作。

众所周知，秋季的气候特点是不冷不热，天高云淡，但空气干燥，风速较大。从物候角度说，秋季又是植物成熟的季节，也是许多草本植物花粉的传粉时节。干燥的空气，较大的风速，以及大量的植物花粉，使得包括过敏性鼻炎在内的一些过敏病症产生，具备了发病的条件。

一般来说，花粉能够致敏必须具有抗原性，没有抗原性的花粉不会引起花粉症。但近年来研究发现，由于温室气体的大量排放，大气中的尘粒、二氧化硫等有害物质浓度增加，可导致花粉表面蛋白质结构发生变异，使原本不具抗原的花粉也使人产生过敏性反应。这可能是近些年，尤其是工业化城市花粉过敏性鼻炎发病率显著上升的主要原因之一。

所以，对于过敏体质的人来说，如果要出行，少去菊花、百合、桂花、月季、秋海棠等过敏原多的景区。同时还要关注气象条件，主要是风和湿度，秋日多风的晴天最容易犯病，而阴雨天则不易过敏。

一些旅游城市的气象部门在春秋季节发布"花粉指数"预报，这对过敏患者就有极大的参考价值。当"指数"偏小时，说明花粉浓度偏低，可以外出；而当"指数"偏大时，说明花粉浓度偏高，则不适宜外出。当然如果你经过调理纠正了过敏体质后，就可以"胜似闲庭信步"了。

◆ 过敏体质者应该如何锻炼

对于过敏体质的人来说，通过运动锻炼，增强体质，也不失为一种疗养的好方法。

过敏体质的形成与先天禀赋有关，可练"六字诀"中的"吹"字功，以调养先天，培补肾精肾气。但过敏体质者要避免春天或季节交替时长时间地在野外锻炼，防止过敏性疾病的发作。

运动容易诱发哮喘，为此有的患者平时就连基本的运动都不肯进行。其实适当的运动，对哮喘患者的肺部是一个很好的锻炼，尤其是游泳。游泳不但不会引发哮喘，而且还能锻炼患者的肺部功能，但在运动前要做适当的热身。

当完成一般性轻度有氧运动及伸展肌肉等热身后，可加上"原地快跑30秒，休息60秒，重复2～3组"的额外热身，然后再正式运动。研究发现，以上的热身方法能够使身体释放出一些激素以舒张支气管，使身体对哮喘产生较长时间的免疫作用。在完成运动之后，用大约10分钟时间做调整运动，使身体温度缓慢下降，避免因空气温度的转变而刺激气管，引发哮喘。

◆ 调整心态很重要

过敏症可以说是一种慢性的、迁延性的疾病，所以反反复复地发生，而在这个过程中，自我的心态会发生很大的变化，如果调整不好，同样会出现一些情绪或者是性格上的改变。

所以过敏体质的人，在精神方面的养生同样显得重要。在情志调摄上，应该培养乐观情绪，做到精神愉悦，努力培养一种坚强的意志，使自己能够独立自主，自力更生，调整好自己的情绪和心态对于有过敏史的人来说是很重要的。

◆ 穴位按摩调理过敏体质

过敏体质的人，还可以用穴位按摩与温灸的方式来对自己进行理疗，常用的穴位是神阙、曲池、足三里。

神阙穴：别称脐中、环谷、气舍、维会。变化莫测为"神"；"阙"指要处。神阙穴在肚脐中央，是联系脐带以供胎儿营养之"命蒂"。神阙穴属任脉，任脉属于奇经八脉，有"阴脉之海"之称，此经主要有调节阴经气血、调节月经、妊养胎儿的作用。（图9-1）

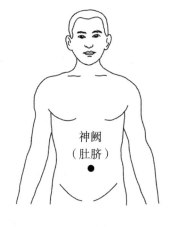

神阙
（肚脐）

图 9-1　神阙穴

《针灸大成》中记载神阙穴可以治疗形惫体乏，绕脐腹痛，水肿鼓胀，脱肛，泄利，便秘，小便不禁，妇女不孕等疾病；具有培元固本、补益脾胃，提高机体免疫力的作用。对于过敏体质的人来说，改善培补后天的脾胃、纠正免疫功能的失调格外重要。取穴即在腹部脐区，肚脐中央。

神阙穴宜灸不宜刺，可采用温和灸的方法。点燃艾条或借助温灸盒，对穴位进行温灸，每次 10 分钟，每周进行 1 ～ 2 次。

曲池穴：别名鬼臣、阳泽。曲池穴首见于《灵枢·本输》。曲，是指屈曲的肘关节。当屈肘时，穴处有凹陷，形似浅池，手阳明经气血流注至此犹水入池中，故名曲池（图9-2）。曲池穴是手阳明大肠经的合穴，合穴多位于肘膝关节附近，如江河水流汇入湖海，经气充盛合于脏腑。

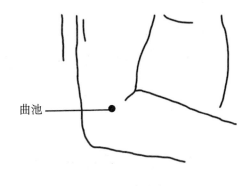

曲池

图 9-2　曲池穴

《针灸大成》中记载曲池可以治疗手臂红肿，肘中痛，皮肤干燥，瘰疬癫疾，举体痛痒如虫啮，皮脱作疮，皮肤痂疥等病证。曲池为大肠经穴，肺主表，大肠与肺相表里，既能祛风清热，又能凉血解毒，是治疗皮肤疾患的要穴。

本穴有"皮肤病第一穴"之称，临床上主要用于治疗荨麻疹、风疹、湿疹、痤疮、水痘、青春痘等皮肤病症。取血时正坐，轻抬右臂，屈肘将手肘内弯，用另一手拇指下压此处凹陷处。过敏体质的人常出现荨麻疹、皮肤瘙痒等病症，可以采用点按式推拿手法对曲池进行按摩，每次 10 分钟，每周进行 1～2 次。

足三里穴：对于过敏体质来说，还有一个人们耳熟能详的穴位，那就是足三里穴。足三里中的"里"通"理"，是治理的意思。足三里因能治理腹部上、中、下三部病证，而其位在膝下三寸，故得名。

足三里为胃经合穴，配神阙可培补先天和后天之气，扶正祛邪，适用于先天遗传因素和后天环境因素密切相关的过敏体质。《针灸大成》中记载足三里可以治疗胃中寒，心腹胀满，肠鸣，腹痛食不下，大便不通，腰痛不得俯仰等病证，与现代人群中常见的肠易激综合征有着类似的症状表现。"肚腹三里留"，很显然，腹部脾、胃、肠道疾患，都可以用足三里穴治疗。比如脾胃虚弱引起的食欲不振、胃痛、呕吐、打嗝、腹痛、腹胀，以及肠鸣泄泻、便秘等。

足三里取穴时，可采用坐位，在小腿前外侧，当犊鼻下 3 寸，距胫骨前缘一横指 (中指) 即是。足三里穴可配合神阙穴，采用温和灸的方法。点燃艾条或借助温灸盒，对穴位进行温灸，每次 10 分钟，每周进行 1～2 次。足三里又可与曲池配合，采用点按式推拿手法，每次 10 分钟，每周按摩 1～2 次。

孙思邈《千金要方》中有"若要安，三里常不干"的说法。由此可见，足三里对于人体健康、改善体质有着重要影响。

◆ 小方法巧治荨麻疹、过敏性鼻炎、哮喘、皮炎

【巧治荨麻疹】

对于有荨麻疹的人，可以将新鲜马齿苋 200 克洗净，晾干后用手揉成团，涂擦患处。擦完一遍休息 5 分钟，每次擦 2～3 遍，每天擦 2～3 次。

【巧治过敏性鼻炎】

1. 将鹅不食草 100 克放入干净的玻璃中，加入 75% 医用酒精 300 毫升，浸泡 10 天。用滴管吸入药液滴入鼻孔，每次 5 滴，每天 3 次，两侧鼻腔交替使用，7 天为一个疗程。

2. 玉屏风散治疗鼻炎。材料为黄芪 480 克，白术 240 克，防风 240 克，桔梗 120 克，甘草 60 克（以上各为 120 日量）；米 20 克（一日量）。

做法为：①米除外，其他材料用果汁机打成粉状，充分搅拌后放入干燥的瓶中保存起来。②锅中放进 400 毫升的水和 20 克米，用大火煮沸后改成小火煮 20 分钟。③加上①的粉末 10 克，再次用大火煮，待沸腾后将火关闭，闷 5 分钟。

嫌煮粥麻烦的人，可将①的粉末放在碗里，然后倒进热的味噌汤，充分调和后饮用。从 9 月到第二年的 4 月，每天连续食用。

【巧治哮喘】

1. 藿香正气水能阻断肥大细胞脱颗粒释放介质，减轻炎症反应。每次服用藿香正气水 10 毫升，每日 3 次，7 天为一个疗程，可以缓解过敏性哮喘。

2. 将生的金橘或晒干的金橘 3～5 个（两岁以下儿童则用 1 个）与晒干的雪花梨 5 克一起煎煮后当作茶水饮用，对缓解气喘特别有效。

【巧治皮炎】

1. 将珍珠母粉 20 克，冰片 2 克研成细末，直接将药粉撒在有渗液的患处；对于干燥的患处，可加甘油调匀后涂抹，每天 2～3 次。

2. 千里光 50 克，加水 750 毫升，煮沸后再用文火煮 30 分钟。治疗时先熏患处，等药液降至适宜温度时再浸泡患处，每天 2 次。

王琦教授门诊堂

病例 1：有一年我到浙江去讲课，某中医研究所办公室的一个工作人员找我给她的孩子看病。这个孩子，有的时候脸会肿起来，肿得像个蜡做的娃娃；身上皮肤也肿起来，硬邦邦的。这是什么病？过去一看，看不出是什么病，老是这个样子，反反复复好多次。结果慢慢地才发现，只要他的妈妈吃面条，小孩吃了奶以后，脸上就变成这个样子——这是对母乳过敏了。

分析解答：这是一种非常典型的过敏体质。这种情况我们要趁着孩子还小，及时调整他的体质状态，否则随着年龄的增长，就会发生过敏性鼻炎、过敏性哮喘等。

病例2：我在西苑医院的时候，有一个女同志来找我看病，当时她不好意思，说她下身痒，说什么滴虫、霉菌、宫颈都查了个遍。我说你怎么到我这儿来看病了，她说妇科大夫要我到你这儿来。我说为什么呀，她说他们说啦，稀奇古怪的病找你看就行了。

我说那你查查衣原体、支原体。那时候还没人懂得查什么衣原体、支原体，她就查了，也没什么问题。我就问她使用什么样的香皂，换一个牌子的香皂使用看看。隔些天她来了，还是一样痒。然后她说了一个细节，说一同房就痒，痒得受不了。这时我就想到了过敏，但我还是不能判断，就让她再观察几次，结果还是痒。这才断定是精液过敏了。

分析解答：这也是非常典型的过敏体质。这种情况，精液就是过敏原。只有通过调整过敏体质状态，才能从根本上治愈过敏。

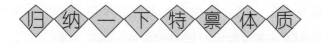

归纳一下特禀体质

【定义】禀赋不耐，以过敏反应等为主要特征的体质类型。

【成因】先天禀赋不耐、遗传，或环境因素、药物因素等。

【体质特征】

形体特征：无特殊。

常见表现：常见哮喘、风团、咽痒、鼻塞、喷嚏等。

心理特征：容易伴随焦虑紧张。

发病倾向：易患哮喘、荨麻疹、花粉症及药物过敏等。

对外界环境适应能力：对易致敏季节的适应能力差，易引发宿疾。

附录

《中医体质分类与判定》自测表

1. 判定方法

回答《中医体质分类与判定》自测表中的全部问题，每一问题按5级评分，计算原始分及转化分，依标准判定体质类型。

原始分 = 各个条目的分值相加

转化分 = [（原始分 − 条目数）/（条目数 × 4）] × 100

2. 判定标准

平和质为正常体质，其他8种体质为偏颇体质，判定标准见附表1。

附表1 平和质与偏颇体质判定标准表

体质类型	条 件	判定结果
平和质	转化分 ≥ 60分	是
	其他8种体质转化分均 <30分	
	转化分 ≥ 60分	基本是
	其他8种体质转化分均 <40分	
	不满足上述条件者	否
偏颇体质	转化分 ≥ 40分	是
	转化分 30 ~ 39分	倾向是
	转化分 <30分	否

3. 示例

示例1：

某人各体质类型转化分如下：平和质75分，气虚质56分，阳虚质27分，阴虚质25分，痰湿质12分，湿热质15分，血瘀质20分，气郁质18分，特禀质10分。根据判定标准，虽然平和质转化分 ≥ 60分，但其他8种体质转化分并未全部 <40分，其中气虚质转化分 ≥ 40分，故此人不能判定为平和质，应判定为气虚质。

示例2：

某人各体质类型转化分如下：平和质75分，气虚质16分，阳虚质27分，阴虚质25分，痰湿质32分，湿热质25分，血瘀质10分，气郁质18分，特禀质10分。根据判定标准，平和质转化分≥60分，同时，痰湿质转化分在30～39分之间，可判定为痰湿质倾向，故此人最终体质判定结果基本是平和质有痰湿质倾向。

4.9种体质评分表（附表2～附表10）

附表2 平和质

请根据近一年的体验和感觉，回答以下问题	没有（根本不）	很少（有一点）	有时（有些）	经常（相当）	总是（非常）
（1）您精力充沛吗	1	2	3	4	5
（2）您容易疲乏吗 *	1	2	3	4	5
（3）您说话声音低弱无力吗 *	1	2	3	4	5
（4）您感到闷闷不乐、情绪低沉吗 *	1	2	3	4	5
（5）您比一般人耐受不了寒冷（冬天的寒冷，夏天的冷空调、电扇）吗 *	1	2	3	4	5
（6）您能适应外界自然和社会环境的变化吗	1	2	3	4	5
（7）您容易失眠吗 *	1	2	3	4	5
（8）您容易忘事（健忘）吗 *	1	2	3	4	5
判断结果：□是　□倾向是　□否					

（注：标有 * 的条目需先逆向计分，即：1→5，2→4，3→3，4→2，5→1，再用公式转化分。）

附表 3　气虚质

请根据近一年的体验和感觉，回答以下问题	没有（根本不）	很少（有一点）	有时（有些）	经常（相当）	总是（非常）
（1）你容易疲乏吗	1	2	3	4	5
（2）您容易气短（呼吸短促，接不上气）吗	1	2	3	4	5
（3）您容易心慌吗	1	2	3	4	5
（4）您容易头晕或站起时晕眩吗	1	2	3	4	5
（5）您比别人容易患感冒吗	1	2	3	4	5
（6）您喜欢安静、懒得说话吗	1	2	3	4	5
（7）您说话声音无力吗	1	2	3	4	5
（8）您活动量稍大就容易出虚汗吗	1	2	3	4	5
判断结果：□是　□倾向是　□否					

附表 4　阳虚质

请根据近一年的体验和感觉，回答以下问题	没有（根本不）	很少（有一点）	有时（有些）	经常（相当）	总是（非常）
（1）您手脚发凉吗	1	2	3	4	5
（2）您胃脘部、背部或腰膝部怕冷吗	1	2	3	4	5
（3）您感到怕冷、衣服比别人穿得多吗	1	2	3	4	5
（4）您比一般人耐受不了寒冷（冬天的寒冷，夏天的冷空调、电扇等）吗	1	2	3	4	5
（5）您比别人容易患感冒吗？	1	2	3	4	5
（6）您吃（喝）凉的东西会感到不舒服或者怕吃（喝）凉东西吗	1	2	3	4	5
（7）你受凉或吃（喝）凉的东西后，容易腹泻（拉肚子）吗	1	2	3	4	5
判断结果：□是　□倾向是　□否					

附表 5　阴虚质

请根据近一年的体验和感觉，回答以下问题	没有（根本不）	很少（有一点）	有时（有些）	经常（相当）	总是（非常）
（1）您感到手脚心发热吗	1	2	3	4	5
（2）您感觉身体、脸上发热吗	1	2	3	4	5
（3）您皮肤或口唇干吗	1	2	3	4	5
（4）您口唇的颜色比一般人红吗	1	2	3	4	5
（5）您容易便秘或大便干燥吗	1	2	3	4	5
（6）您面部两颧潮红或偏红吗	1	2	3	4	5
（7）您感到眼睛干涩吗	1	2	3	4	5
（8）你感到口干咽燥，总想喝水吗	1	2	3	4	5
判断结果：□是　□倾向是　□否					

附表 6　痰湿质

请根据近一年的体验和感觉，回答以下问题	没有（根本不）	很少（有一点）	有时（有些）	经常（相当）	总是（非常）
（1）您感到胸闷或腹部胀满吗	1	2	3	4	5
（2）您感到身体沉重不轻松或不爽快吗	1	2	3	4	5
（3）您腹部肥满松软吗	1	2	3	4	5
（4）您有额部油脂分泌多的现象吗	1	2	3	4	5
（5）您上眼睑比别人肿（轻微隆起的现象）吗	1	2	3	4	5
（6）您嘴里有黏黏的感觉吗？	1	2	3	4	5
（7）您平时痰多，特别是咽喉部总感到有痰堵着吗	1	2	3	4	5
（8）您舌苔厚腻或有舌苔厚厚的感觉吗	1	2	3	4	5
判断结果：□是　□倾向是　□否					

附表7　湿热质

请根据近一年的体验和感觉，回答以下问题	没有（根本不）	很少（有一点）	有时（有些）	经常（相当）	总是（非常）
（1）您面部或鼻部有油腻感或者油亮发光吗	1	2	3	4	5
（2）你容易生痤疮或疮疖吗	1	2	3	4	5
（3）您感到口苦或嘴里有异味吗	1	2	3	4	5
（4）您大便黏滞不爽、有解不尽的感觉吗	1	2	3	4	5
（5）您小便时尿道有发热感、尿色浓（深）吗	1	2	3	4	5
（6）您带下色黄（白带颜色发黄）吗（限女性回答）	1	2	3	4	5
（7）您的阴囊部位潮湿吗（限男性回答）	1	2	3	4	5
判断结果：□是　□倾向是　□否					

附表8　血瘀质

请根据近一年的体验和感觉，回答以下问题	没有（根本不）	很少（有一点）	有时（有些）	经常（相当）	总是（非常）
（1）您的皮肤在不知不觉中会出现青紫瘀斑（皮下出血）吗	1	2	3	4	5
（2）您两颧部有细微红丝吗	1	2	3	4	5
（3）您身体上有哪里疼痛吗	1	2	3	4	5
（4）您面色晦黯或容易出现褐斑吗	1	2	3	4	5
（5）您容易有黑眼圈吗	1	2	3	4	5
（6）您容易忘事（健忘）吗	1	2	3	4	5
（7）您口唇颜色偏黯吗	1	2	3	4	5
判断结果：□是　□倾向是　□否					

附表 9　气郁质

请根据近一年的体验和感觉，回答以下问题	没有（根本不）	很少（有一点）	有时（有些）	经常（相当）	总是（非常）
（1）您感到闷闷不乐吗	1	2	3	4	5
（2）您容易精神紧张、焦虑不安吗	1	2	3	4	5
（3）您多愁善感、感情脆弱吗	1	2	3	4	5
（4）您容易感到害怕或受到惊吓吗	1	2	3	4	5
（5）您胁肋部或乳房胀痛吗	1	2	3	4	5
（6）您无缘无故叹气吗	1	2	3	4	5
（7）您咽喉部有异物感，且吐之不出、咽之不下吗	1	2	3	4	5
判断结果：□是　□倾向是　□否					

附表 10　特禀质

请根据近一年的体验和感觉，回答以下问题	没有（根本不）	很少（有一点）	有时（有些）	经常（相当）	总是（非常）
（1）您没有感冒时也会打喷嚏吗	1	2	3	4	5
（2）您没有感冒时也会鼻塞、流鼻涕吗	1	2	3	4	5
（3）您有因季节变化、温度变化或异味等原因而咳喘的现象吗	1	2	3	4	5
（4）您容易过敏（对药物、食物、气味、花粉或在季节交替、气候变化时）吗	1	2	3	4	5
（5）您的皮肤容易起荨麻疹（风团、风疹块、风疙瘩）吗	1	2	3	4	5
（6）您的皮肤因过敏出现过紫癜（紫红色瘀点、瘀斑）吗	1	2	3	4	5
（7）您的皮肤一抓就红，并出现抓痕吗	1	2	3	4	5
判断结果：□是　□倾向是　□否					